CARE
Good Care ,
Good Living

CARE
Good Care ,
Good Living

CARE
Good Care ,
Good Living

CARE

Good Care ,
Good Living

CARE

Good Care ,
Good Living

care 28
新手癌友──平民小資療法

作　　　者：許中華、劉永毅
攝　　　影：許育愷
責任編輯：李濰美
封面設計：顏一立
校　　　對：趙曼如、李昧、劉永毅
法律顧問：董安丹律師、顧慕堯律師
出 版 者：大塊文化出版股份有限公司
　　　　　台北市 105022 南京東路四段 25 號 11 樓
　　　　　www.locuspublishing.com
讀者服務專線：0800-006689
TEL：(02) 87123898　FAX：(02) 87123897
郵撥帳號：18955675
戶　　　名：大塊文化出版股份有限公司
版權所有　翻印必究

總 經 銷：大和書報圖書股份有限公司
地　　　址：新北市新莊區五工五路 2 號
　　　　　TEL：(02) 89902588（代表號）　FAX：(02) 22901658
製　　　版：瑞豐實業股份有限公司
初版一刷：2013 年 10 月
初版十九刷：2024 年 4 月
定　　　價：新台幣 280 元
ISBN：978-986-213-466-5
Printed in Taiwan

新手癌友

平民小資療法

許中華　劉永毅

著

目錄

就是好，輕鬆就是好／第五對翅膀：要愛人，愛自己，不要等人家來愛／第六對翅膀：金錢有限，好心情無價／重新思考人生價值／心境改，助力來

Part 4　癌症全攻略地圖

Part 5　癌友怎麼吃？

說在前面
你可能不需要這本書

—— 劉永毅

老實說，你可能不需要這本書。

這本書是針對新手癌友以及處於「亞健康狀態」的「準新手癌友」所寫，如果你身體啵棒，吃什麼都香、沾枕就睡，精力充沛，煥發飛揚，而且積極樂觀，天天向上……那恭喜你了！你不需要這本書。

或者，如果你認為隨便上個網，孤狗一下；或到書店、圖書館翻翻書；甚至和鄰居、朋友聊個天、交流一下，就能夠得到一大堆有關癌症的有用資訊、療法、建議、偏方……等等，而這樣就夠用了，那祝福你！你也不需要這本書。

這本書是給新手癌友，也就是「新發現，或新得知自己得到癌症的病人」最簡單、最實用的指南及參考。

我們虔誠希望，藉著這本書，能讓你在面對癌症時，心裡不再恐懼，並且得到與癌症相處的力量和智慧。

名醫的感嘆

我與許中華醫師結識於少年，都住在北縣小鎮，並同在大屯山下的中學求學。每天早上一起搭火車上學，擠在搖搖晃晃的火

車中暢談理想與人生，時相往還，結為好友。畢業後大家各自分飛，忙著過自己的人生。三十多年後再見，我是為三高所苦的「亞健康」人士，而他已成了知名的中醫師。

從朋友關係成為醫病關係，友誼卻無縫接軌，多年未見的距離似乎從不曾存在。每次去看他的門診，只要他接下來沒會要開，都會叫我等他看完診後一起去吃飯，順便聊聊天。

他的門診病人總是很多，都是一百多號，常常別的診間早就滅燈走人了，他的診間卻還是門庭若市、人聲鼎沸。而且，這些病人當中有許多癌症病人。他們很好認，化療後常會脫髮，即使包著頭巾或戴著帽子，也是一看便知。他常常將癌症病人留在最後，看診時間也比一般病人長得多。問他為什麼？他解釋，得癌症的病人和家屬通常都很恐懼，得多花點時間，傾聽他們，安撫他們。

有一次，照例看完診後一起去吃飯，卻見他一付心事重重的樣子，問他什麼事。他嘆了一口氣，說：「有些癌症病人，就是我執太重，怎麼勸都勸不聽。」

原來，來看病的癌症病人，不知道是從哪裡聽來或看來的「知識」，自成一套「癌症治療理論」，以此和醫生「討論」，並執拗地不肯聽醫師的囑咐，反而寧願相信一些高價兜售「秘方」、「靈藥」販子的花言巧語，花錢上當不說，健康不進反退。即使名醫如他，對此現象也很無奈。

「他們就是心裡太過恐懼，才會失去判斷力，怎麼講也講不

聽。」他感嘆道：「其實像這種我執過重的病人，治療的結果通常都不太好。」

「恐懼什麼？」我問了一個蠢問題。

「當然是死亡啦！」名醫和另一位一起聚餐的Giftinheart君（以下稱G君）異口同聲。

我也有過的恐懼時刻

其實，「恐懼什麼？」的問題，我不是在問別人，反而是在問自己。因為，我也曾有過這種瀕臨恐懼，內心驚慌失措的經驗。

三十多年前，父親因為大腸長了腫瘤而動了一次「開腸剖肚」的大手術。手術時他沒「驚動」我們幾個小孩，也從來沒告訴我們腫瘤是惡性、抑是良性的。只是有一段時間，他常會撩起汗衫，摸著肚子上觸目驚心的巨大疤痕，感嘆地說：「還好發現的早，撿回一條命啊！」

而且，手術後，當了幾十年的「癮君子」的父親迅速戒菸，熱愛的「小酌兩杯」也降到最低，終而滴酒不沾，甚至連他喜愛的肉類都少吃很多，還開始運動、減肥。而且，他極重視追蹤檢查，每次檢查前如臨大敵，叨叨念念，直到結果出來，才鬆了一口氣。看他這樣戒慎恐懼，媽媽常笑他：「你怎麼這麼怕死！」

「怎麼這麼怕死！」我也覺得爸爸不夠灑脫，我想，如果我碰上同樣情況，應該會比較「勇敢」。

　　後來，有一陣子，我發現自己在如廁時常會帶出血跡，甚至馬桶內一片殷紅，心裡不禁有一個小小的聲音在問：「這是怎麼一回事？」然後自己馬上給了一個答案：「一定是痔瘡。」那時因為工作壓力大，長年生活作息日夜顛倒，且好大吃大喝，有「痔瘡」似乎是很自然的。我一向不覺得「少年得痔」是一件光彩的事，也羞於向人提起或討論相關話題，但此時卻唯恐自己不是痔瘡發作。

　　雖然如此，主觀的偏好無法改變客觀存在的事實。後來我在肛門附近摸到一、兩處硬硬的腫塊，上網了解大腸癌的症狀，看到許多談論大腸癌和家族病史的關聯說法時，老實說，我有一點害怕了，「難道我也得了大腸癌嗎？」

　　於是，我當起了鴕鳥，企圖說服自己：「不過是痔瘡，別胡思亂想。」不過似乎情況未見改善，我開始自然而然地將「大腸癌」、「家族病史」、「大吃大喝」、「壓力過大」、「熬夜成習」、「（我也是）B肝帶原者」等「致癌因子」連結起來，變成自己的噩夢。

　　在太太再三催促下，終於鼓起勇氣去萬芳醫院做了大腸鏡檢查。我十分緊張、害怕，但不想被看出來，故意帶了一本書，醫生要做大腸鏡檢查前，我還問護士：「你們在做檢查時，我可以看書嗎？」護士都驚訝地看著我，笑了出來，跑去跟正在擺弄設備的醫生說：「欸！他說檢查時要看書……」

　　他們都笑了。

　　其實我根本就看不下書。檢查到一半，忽然聽到醫生說：
「啊！你這裡有一個瘜肉。」已經在家裡上過網的我，自認對大
腸癌已有相當了解，當然知道「瘜肉」可不是什麼好東西，甚至
還可能是很壞的東西，於是馬上問道：「是惡性的嗎？」「這要
等到切下來，化驗以後才會知道。」唉！我又失態了。

　　結果算是順利。瘜肉切除了，腫塊只是毛囊發炎。但當時心
裡的緊張和恐懼，我始終都沒有忘記。

　　我想，如果連我這種「假警報」都會心生恐懼，何況那些已
經確診為癌症的病人呢？

病人想不惡雜都難

　　「其實有時候，得癌症的人本來還沒那麼緊張、恐懼，反而
是會被其他人影響……」當我陷入自己的回憶時，許醫師和G君
仍然繼續就此話題進行討論。

　　「對啊！」許醫師表示贊同：「這種情況常發生，家屬比病
人還緊張、還恐懼。」

　　「我有一個朋友……」，G君開始講起他一個朋友得了乳癌
後的故事。他的朋友D小姐活潑自信、外向樂觀，按時進行癌症
篩檢，居然在一次檢查時發現不幸得了乳癌，而且情況嚴重，
於是在醫生的建議下迅速住院、開刀，切除了癌細胞以及右側乳
房，並且做了化療。

　　待她出院回家休養之後，G君前往探視。D小姐一見面就大吐

苦水：「本來手術、化療就夠難過了，總是強打起精神，想讓自己好過一點。誰知道，這些朋友來探病，有的一見面就大哭，淚如雨下，搞到最後還要我來安慰她。」「還有的不安慰還好，一安慰起來讓人渾身不自在，雞皮疙瘩都跑出來，好像我不久就要蒙主寵召似的……」朋友的關切，不但沒能讓她術後的心情得到舒緩，反而引發更多的情緒起伏。

更令她頭痛的，還有這些熱心朋友們送來的一大堆營養品、保健品、補品，以及附贈的防癌書籍、資料、秘方、偏方、食譜等海量資訊，而這些都是由朋友「苦心搜羅」或高價買來，口口聲聲「保證功效」，還有真人見證等，讓本來抱定遵守醫囑：「不要亂吃偏方、秘方或補藥」的她，真不知如何是好。

甚至，還有熱情的朋友，依照坊間「防癌食譜」燉了「適合癌症術後進補」的滋補湯品，且不說化療過後的她全無胃口，光是那熱騰騰、浮了一層油的湯，就讓她心煩不已。「我本來心情還滿平靜的，」她向G君抱怨，「搞到現在不但心情惡雜（台語「煩燥」之意），本來不怕的，現在也有點毛毛的……」

「這種情況其實很常見，」許醫師中肯的下評語：「病人想不惡雜都很難！」

誰都不需要「惡雜」

出於職業的習慣，我不禁好奇的問許醫師：「坊間和網路上不是有很多教人怎麼認識癌症、了解癌症和應對癌症的資料和書

籍嗎？為什麼這些人還……」

「講癌症的書是很多，網路上的資料更多。」許醫師向我解釋：「但就是資訊太多、太煩瑣，很多病人在心情慌亂、身體也不舒服的情況下，哪裡能夠吸收！」頓了一下，又說：「網路上流傳的資訊很多，但錯誤訊息更多！而且裡面常有一些假醫學之名在賣產品的組織。」

「很多病人就是這麼被誤導，」他又嘆了一口氣說：「所以才會我執那麼重，醫生的話也不聽，一直在說網路上怎麼說……」

「那為什麼我們不能出一本簡單、清爽，讓癌症病人了解癌症，並在發現罹癌之後該如何面對的書？」我提出建議，G君也在一旁附議。

「出書是很好！」許醫師皺起了眉頭，說：「可是我平常光看診、教書、開會、處理行政……就已經忙不過來了……還有這其中的內容……」

經過一番討論，決定由大家分工合作，各自發揮所長，一齊來出一本簡單、易懂、實用、能讓人感同身受……最重要的，不會讓癌友看了產生「惡雜」感，以中醫觀點來看癌症、認識癌症、應對癌症的入門書。

至於對象，幾經討論後，我們選定以剛發現自己得到癌症或剛接受完西醫傳統治療方案的「新手癌友」為對象，因為這時是他們最慌亂、最害怕、最脆弱、也最需要幫助的時候，如果這本書能夠發揮「入門指南」的功能，那就再好不過了！

　　當然，最重要的，這本書不想帶給新手癌友或其親友一種難以承受的「惡雜」感覺。

　　誰都不需要「惡雜」的感覺，尤其是剛發現自己得到癌症的人。

希望能幫到一點忙

　　後來，G君建議把許多處於「亞健康」狀態，即是處於健康與生病兩種狀態之間的人，也納入潛力讀者群，因為「這些人是最容易成為新手癌友的人」。當他提出此建議時，我也馬上產生一種「感同身受」的同理心。

　　為了增加「實用性」，我們請了八位熱心的癌友——甘素娥、蔡維國、蔡淑玲、楊運德、傅小嘉、吳美津、俞志雄、黃曉舂「現身說法」一番，將自己罹癌的原因、過程、心路歷程以及自身對應之道傾囊傳授，提供新手癌友參考，希望能夠幫到他們一點忙。

　　值得一提的是，一向感知敏銳、深諳食物「食」「味」「營養」的G君，為了讓癌友能夠輕鬆吃到可口、適當的蔬菜（果）湯，發揮創意，創造出三十道簡單、方便、營養、冷熱皆宜、味道更出人意料，讓人頻頻喊好的「丁丁湯」食譜。因為很難以文字描述，最好大家親自動手去試做看看、嚐嚐。否則你絕對想像不出來，為什麼口感苦澀的苦瓜丁和青江菜丁居然可以變出如嫩玉米心般的清甜感！

　　我們都希望，這本書如果能夠讓新手癌友或其朋友、家屬得到一絲幫助，讓他們少一點恐懼、無助，那就是一件最讓人高興的事。

　　當然，如果你覺得我們講的話和做的事很無聊、沒意義、不值一顧。那麼，我要說，你也不需要這本書！

代序
一段奇妙的觀音緣

—— 許中華

　　來過我診間看病的人，很多人會注意到在診間牆上掛了一幅
斂眉垂目、莊嚴慈悲的觀音菩薩畫像。

　　許多病人看到這幅畫，向我打聽：「許醫師，你這觀音菩薩
像看起來很慈悲，是哪一位名家的作品？」而我的回答是：「我
也不知道。」我不但不知道這幅畫是誰畫的？也不知道是從那裡
來的？

　　說起這幅觀音畫像和我得到這幅畫像的經過，確有一段奇妙
的因緣。

一幅發黴的觀音像

　　1998年，我已在台北縣新莊的署立台北醫院擔任醫生四年
多，受黃世傑院長之命，準備開設中醫門診服務，並將我由內科
調往中醫科服務。當時我是中醫科唯一的醫生。

　　想不到，中醫科才一開始就有很多病人。由於病患很多，當
初規劃的診間空間過於窄小，每到看診時都有「水洩不通」的感
覺，院方於是將原診間對面角落的一個庫房撥給中醫科，做為針
灸服務之用。

　　工友打掃庫房時，我也過去幫忙整理。結果在一間病床下的地上，發現一幅遭人棄置的觀音像。因爲庫房陰暗、潮溼，這幅畫不但泛黃，還長滿了黑色、黃色的黴斑塊，但遠看還是可以看出菩薩的莊嚴法像。

　　我問工友：「這是誰的畫，怎麼弄成這樣？」他搖頭稱不知，但將畫拾了起來，問我：「是不是要丟掉？」我覺得很不忍，搖搖頭，拿起乾淨的布擦拭了一番，總算好了一點。後來我將這幅觀音像，掛在原來診間斜對面的牆上，由於進出的人並不多，也沒有引起什麼注意。

　　過了一年多，中醫科的業務持續成長，求診的病患越來越多，診間再次不敷使用。此時醫院正好在進行改建，院方有意將中醫科遷往一樓原「醫院庫房」處。這裡空間不但大了許多，而且還很陰涼。後來才知道，原來這間庫房以前是「急救室與太平間」，所以大家都不願意去。但我心想，只要有好的服務，哪裡都一樣，何況不搬也不行了！

　　搬家時，本來沒有注意到那幅布滿黃黑黴斑的觀音畫像，但在遷往「新居」時，有位同事跑來問：「主任，新的診間也要掛那幅觀音像嗎？」忽然間，我覺得這幅畫似乎和我有緣，上次就跟我搬了一次家，這次還要再搬一次，於是說：「要！把畫一起搬過去。」

　　我親自將這幅畫掛在新診間最醒目的牆上。看診時，只要轉個頭，就能看見這幅畫。

加持庇佑的力量

2003年夏，SARS風暴席捲世界，全台也籠罩在一片恐慌之中。當時署北醫院是負責照顧SARS病患的指定專責醫院之一，許多SARS病患在這裡接受治療。

當時我們中醫科提供了中藥輔助治療，以「宣扶益氣湯」和「除根湯」等藥湯，免費提供給病患以及民眾服用，結果成效相當不錯。醫院為SARS病人煎藥的地方，就設在這幅觀音畫像的下方。

有好多次，當我要送藥給SARS病人服用前，都會坐在畫像前的椅子上，似乎可以感受到被「加持」了力量，也讓所有人不安的情緒穩定了下來。

在與SARS奮戰的這段期間，這幅布滿黴斑的觀音像，在人心最無助、徬徨時，提供了不少撫慰。我相信這幅畫像，在冥冥中帶給我們同仁庇佑與護持。那年的5月，有幸進入陽明大學公共衛生研究所博士班就讀，受教於周碧瑟教授，老師除了帶領我們在專業學術領域做研究之外，也引領我們親近佛法，帶我們下鄉做社區服務，讓我們體認到「以病人為主軸」的關懷才是永久的，才會有源源不絕的「緣」與「力」。

2004年過得既忙碌又充實。除了越來越忙碌的門診之外，開始前往新竹縣尖石鄉等偏遠地區進行義診。本來是只有我一個人去，後來越來越多人加入偏遠地區義診的行列。2004年年底的南

亞海嘯，奪去了二十多萬人的性命，我也隨「僧伽醫護基金會」前往斯里蘭卡，對當地的民眾進行醫療救助。感謝家人的包容，讓我在工作忙碌之餘，還能從事公益服務。

當我來到那些偏遠的地區或異國，做著扶護病患的工作時，隱隱中覺得有一種充實感，且感覺到一種自己會被庇佑的奇妙感覺。

這一年過得忙碌而平順，我很少去注意到掛在牆上的觀音畫像。直到有一天，我偶然間留意到這幅畫，卻驚奇的發現，雖然黑黃色的黴斑依然還在，但好像淡了一些，更明顯的是，原本泛黃的色澤淡了許多。

我請教了一些懂得書畫的朋友，他們嘖嘖稱奇，但也說不出具體的原因，只能猜測：「大概是環境比較乾燥吧！」我看看診間，不知道該如何評論。

種種奇妙的因緣

2005年秋，一位來自遠方的病患，因長年痼疾前來求診。我好奇問她：「妳住得那麼遠，為何大老遠跑來看診？」她很嚴肅的說：「昨天夜裡夢見觀世音菩薩，祂說會幫助我，要我去看中醫，聽說你的醫術不錯，所以我就來了。」她的表情很認真，我雖然不太相信神鬼之說，但也知道盡量不要違逆病人的信仰。

因為她是當天最後一個病人，詳細的解釋了病情，並開了處方給她，祝她早日康復後，我忽然心血來潮，指著那幅畫像，

說：「這裡有一幅觀音像，也許妳可以和祂打個招呼。」她趨身向前，向觀音菩薩畫像膜拜行禮。我從遠處看著她，感受到一股虔誠的力量。

她離去後，我走近仔細端詳這幅畫像，這才發現那些原來令人觸目驚心、被診斷為「無藥可救」的黑黃色斑塊，居然消退了不少，除了畫的邊緣仍有些零星斑點外，畫像本身已看不到一點痕跡，真是太奇妙了！

一個禮拜後，那位病患回診，很高興的告訴我，她久治不癒的痼疾好了一半。離去時，她一再稱謝，並且又走到畫像前膜拜一番。

那年冬天，一位婦人因丈夫外遇而抑鬱終日，於是前來求診。她說，數度想了結生命，「我不知道要怎麼活下去……我真的不想活了……」從她的眼神中，我知道她是認真的。因此，我不敢就此讓她離去。

想了想，我帶她走到畫像前，簡單的說了有關這幅畫的奇妙事蹟，並要她坐在這幅畫像前的椅子上，為她施針。

她端坐在觀音像前，心情似乎慢慢平靜下來。施完針之後，我告訴她：「妳閉起雙眼，休息一下，有話就跟觀世音說，祂會幫助妳。」她閉著眼睛，將頭靠在畫像的下緣，淚水從緊閉的眼角處流淌下來。我遠遠看去，彷彿覺得觀世音正以慈悲的眼神，垂視著這位「失魂落魄」的病患。

一個月後，這位病患帶著微笑來看診，告訴我一切都過去

了，她要重新站起來，謝謝我的幫助，尤其是介紹了觀世音菩薩給她，撫慰了她的心靈，離去前，她還特地在畫像前行禮。

經過了這些事情後，我在看診時，總會有意無意去注意那幅觀音像，好像自己有也了依靠和保障，也得到了加持與庇佑。

身心靈的全面治療

行醫越久，越知道人力有其限制，醫生或醫藥手段皆非萬能。即使我們能夠在醫治肉體上有些許成績，但當病人的傷病不僅止於肉體，而是心靈受到傷害時，我們能夠做到的實在很有限。

尤其是後來接觸到很多癌症病患，更了解到一個人罹癌後，受到影響的絕對不僅止於他（她）一個人，家人都會受到影響；且疾病影響的層次也絕對不僅只是肉體，往往心靈上的衝擊和壓力更大。若醫生只能治療創傷或病症，而無法進行身心靈的全方位治療時，病人和家屬就得花更大的心力來克服疾病帶來的傷害及種種負面影響。

漸漸地，我也發展出來一套身心靈的全方位治療法。每當碰到一些棘手或難處理的、尤其是心靈受創的病患時，在對方可以接受的情況下，我會建議他們坐在畫像前，在心裡和觀音對話，或請求祂的垂護。

藉著這個舉動，許多病人在驚慌失措中沉靜下來，定下心；好像在徘徊猶疑、不知何去何從的人生十字路口，重新找到了方

向，因此得到相當不錯的療效。

　　就連我自己，有時遇到令人困厄的情況，也會在畫像前坐坐，讓心沉靜下來。

　　後來，我轉往台北市立聯合醫院中醫院區任職。離開時，我什麼也沒帶，只帶著這幅觀音像走馬上任。

　　和以往一樣，我把這幅觀音畫像掛在診間的牆上，請祂繼續「照看」著我和大家。

PART **1**

如何以中醫治療癌症

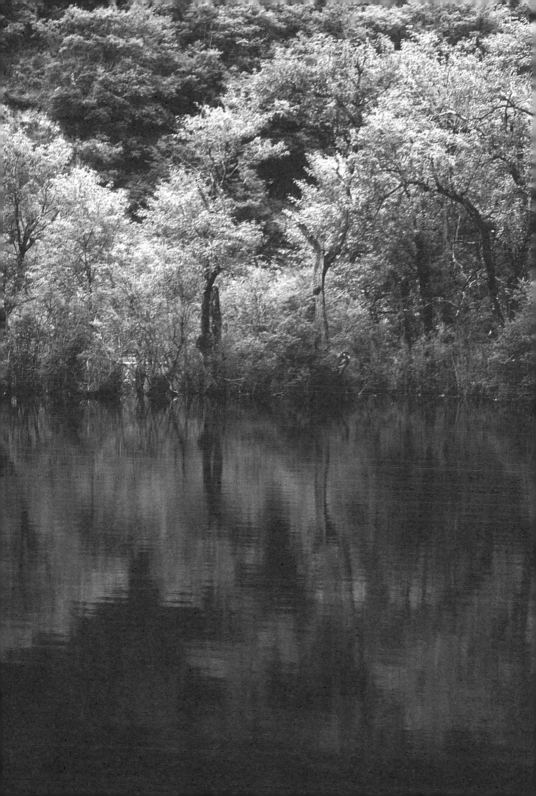

第一章
我的中醫路

　　我從二十年前開始行醫，一開始是西醫，後來轉到中醫。

　　我家四代中醫，在醫學院就讀時，我選擇了中西醫雙修。畢業時，取得了中西醫雙學位。但當時我選擇了西醫，並且取得內科專科醫生執照。執業西醫的過程相當順利，病人也不少。

　　過了幾年，因緣際會，我又回到了中醫的道路上，鑽研老祖宗留下的寶貴遺產，樂此而不疲。

祖父的傳承

　　清朝時期，我阿祖（曾祖父）就是中醫，在家鄉行醫。後來阿祖送祖父許丕典去上海中醫專科學校（即上海中醫藥大學前身）讀書。民國二十年，祖父拿到上海衛生局所頒發的中醫師執照，成為台灣第一個有照的中醫師。

　　小時候，常在祖父的診間和藥局玩耍，看他把脈，和病人講話，有時還會用針扎在病人的身上。當時我覺得很奇怪，這些病人不但不怕痛，居然還露出一種輕鬆的表情。

　　在那個大家普遍貧窮的年代，祖父從未規定看病要付多少診金。古樸的看診桌上有一條長約十二公分的細縫，病患可依其能

力包個紅包，放入這縫隙之中。看完診後，這些紅包才會打開，除非署名，醫生不會知道病人包了多少錢。況且，通常拆紅包的人也並非醫生本人。許多窮人沒錢看病，有時會帶些雞蛋、雞、鴨等作為診金，但常常是什麼都沒有，祖父都會一視同仁，並無分別。因為他醫術高明，鄉人均尊稱祖父為「典仙」。

從小，我就喜歡在藥局裡跑來跑去，最吸引我的，就是有著許多小抽屜的藥櫃，就像是寶藏一樣。配藥的時候，藥局裡的小學徒將一個個小抽屜拉開，從裡面取出五花八門的草根、樹皮、不知名的礦石、骨頭，用個精巧的小銅秤分別秤了之後，再用一張大白紙包起來，紮成一個小包，交給客人。

在幫客人煎藥時，藥房常會瀰漫一股濃郁的中草藥味，而我就在這味道中穿進穿出，和堂兄弟一起玩鬧。

祖父留下好名聲和許多寶貴的臨床經驗，但因當時年紀還小，不懂得其可貴之處。但祖父對病人的關懷，卻影響我最多。

有一次，我參加一個婚禮，當大家知道我是「典仙」的孫子時，紛紛來向我致意。沒多久，新郎的家長聞訊也跑來敬酒，並說：「要是沒有你祖父，就沒有今天的新郎！」原來當年他結婚多年，太太始終沒有懷孕，前往祖父處求藥後，終於產下一子，就是當天喜筵的主角。當時祖父已去世多年，但大家談起他當年對病人關懷的故事，栩栩如生，彷彿才是不久前的事。

輾轉走回中醫路

從小耳濡目染，讓我立志學習祖父行醫，但也很好奇現代醫學中的主流──西醫──如何治病救人。在中國醫藥大學就讀時，雖是中醫系，還兼修中西醫，希望結合中西醫學為未來的方向；畢業時，順利取得了中西醫雙學位。

畢業之前的實習課程，西醫部分是在馬偕醫院，中醫部分是在中國醫藥大學附設醫院、北港的媽祖醫院以及和平醫院（現在的台北中醫醫院）實習。畢業後，我取得了中醫和西醫的行醫執照，但期許自己將來從事中西醫結合的臨床工作，為了打好西醫的基礎，我選擇了西醫的內科醫生。

1998年，我已在新莊的署立台北醫院內科工作四年多。當時的署北醫院沒有中醫，記得在一次慶祝陳醫師升為主任的筵席上，受邀出席的黃世傑院長發現，同席的九名醫護同仁都有類似的經驗──生病西醫看不好，卻被我應用家傳和所學的中醫知識治好。席間，大家向黃院長提議在醫院設中醫科，黃院長欣然表示同意。

原以為只是說說罷了，想不到第二天，黃院長請秘書拿了一張紙條給我：「請許中華醫師規劃在本院設立中醫的可行性。」當時我是總住院醫師，工作十分忙碌，但既然任務交辦下來，還是得認真執行。

規劃好了之後，有兩位主治醫師本來答應轉去中醫部門，卻

又反悔了。此時我已取得內科專科醫師執照，將要擔任內科專科主治醫師，但眼見規劃的中醫科即將胎死腹中，覺得十分可惜，於是自告奮勇跑去跟院長說：「如果沒人去，我去！」

因為早就取得了中醫師執照，也常幫人家看病、開藥方，所以執業沒什麼問題。從此，我在署北醫院開設中醫門診，診治病人。

署北醫院的中醫科於1999年7月1日正式開辦，剛開始是「一人科」，只有我一個中醫師，但過了四、五個月，我就成為全醫院門診量最高的醫生。

可能是跟病人緣分特別好，只要我看診，總是門庭若市，從以前到現在，一直都沒改變。

以中藥抗煞奏效

2003年初，全球都受到SARS的侵襲，台灣也陷入恐慌，人人自危如驚弓之鳥。

SARS肆虐之前，我有一個病人是在大陸做生意的台商，他的家人從內地來信，說他情況危急，就醫無效，並詳述一些症狀，拜託我從台灣開藥方，讓他們在大陸抓藥一試。那天返家後，根據信中描述的病情，參考了古籍，反覆斟酌對症下藥，開了一帖方子。

後來，對方寫信告訴我，服了我開的藥之後，患者的病情漸有起色，終於脫離了險境。後來才得知，這名台商得的正是SARS，因此這帖藥方也被命名為「SARS除根湯」。

　　2003年3月中旬，在疫病流行初期，我們推出了「宣扶益氣湯」，其中含有板藍根、金銀花等，在醫院大廳免費提供給所有病患以及員工們飲用。後來，黃（焜璋）院長還引進一台量子儀，抽了院內第一位SARS病患的血，準備用來尋找各種可能「配對」（對症）的藥方或藥材。一看到我，他劈頭就問：「許中華，你有什麼好藥方，可以試著來治療SARS病人？」

　　當時，他已找來各種天然材料，包括各種維他命、藥材、精油、花草等等，利用量子儀器來嘗試治療SARS的藥方。我曾根據「除根湯」的藥方煎了藥，還餘有一些藥湯，於是便拿這藥湯給量子儀測試。結果，其他上百種的天然藥材和精油，得到的配對數據一般都不超過五十，最高的不過八十上下，但我那藥湯得分最高，拿了一百分，這表示除根湯的藥方和SARS十分對症。

　　當時SARS已在新莊市場一帶蔓延，行政院衛生署指定署北醫院為SARS專責醫院，收容了七、八十名或確認或疑似SARS的病人。當地的里長跑來醫院抗議，「你們怎能收那麼多SARS病人？豈不是會對周遭一帶造成影響？」我們於是拿了住院病人的名單給他看，其中許多都是新莊的居民。

　　為了抗煞，醫院將醫療人力分為四組，輪流照顧新莊市場一帶的SARS病患。我除了要在第一線與病患接觸，為病人把脈、看舌診外，還要與中醫科的同仁煎煮湯藥，免費提供給SARS病人和民眾。我們還免費提供了三帖藥的藥材給照顧SARS病人的醫護人員，要他們回去自己煎服。結果，其中一位護士還是染上了

SARS，在她轉院到台大醫院之前，我們還特別煎了一帖藥給她。後來她寫信告訴我，當初給她的藥，她並沒有吃。

「除根湯」的療效極佳，服用的病人與沒有服用的病人，效果差很多。當時送進署北醫院的病人，包括了確認及懷疑得到SARS的人，經我們結合中西醫抗煞、以中藥來防治，無人因SARS而送命，也沒有傳染或擴散，是疫情控制最好的醫院之一。後來，我們以中醫防治SARS的經驗撰文，在國際醫學期刊上發表了三篇論文。

這次的經驗，讓我體會到中醫的強大，像SARS這樣嚴重的世紀疫病，西醫拿不出有效的治療方法，但我卻從古書中找到治療「瘟疫」的記載，和SARS如出一轍，便引用治療瘟疫的方子來醫治SARS病患，居然十分對症。

老祖宗傳下來的藥方如此給力，令我對以中醫濟世的信心更足。

以中醫藥治療曹女士

「除根湯」抗煞成功，署北醫院安然度過這次災難。我也希望能從這次的經驗中，找出更具療效的治療模式，參與了國內外數場會議，分享以中西醫結合成功防治、抗煞的經驗。

我並且接下一個挑戰：治療被認為是台灣SARS感染源頭的曹女士。

住在板橋的曹女士，被認為是台灣SARS的罪魁禍首，造成

和平醫院的感染和蔓延，但她卻頻頻喊冤，因為她被送到和平醫院，待了四十分鐘，就被送到新光醫院了，後來又被轉送到當時大台北地區SARS專責醫院之一的國軍松山醫院。

SARS風暴結束後，倖免於難的曹女士可以回家了，但她的肺部已經纖維化，嚴重受損，只能靠氧氣機呼吸，即使睡覺也要戴著氧氣罩，隨身更少不了氧氣筒，連洗個澡都要分三次才能洗完；肥皂抹一抹，吸一口氧氣，沖一沖水，再吸一口氧氣……。帶著氧氣筒看病更是不方便，很少有計程車敢載她。

沒人理會的曹女士一家人，有如生活在孤島，只有慈濟的志工每天送便當給她，但不敢上樓到她家裡，於是把便當放在樓下，再通知她的家人下來拿。

慈濟聯絡我們，問說可不可以到家裡看望她。剛好當時我手上還有一些之前去尖石鄉義診剩下來的藥，而且我有處理急性SARS的經驗，知道曹女士的情況已過了危險期，不會傳染。因此，我便帶著藥包，自己開車，就上她家去看病了。

曹女士的病情影響了她的心情。醫生告訴她，肺部纖維化屬不可逆的併發症，可能一輩子都無法恢復，而且可能還會有肺氣腫等後遺症。那時我用潤肺的方式來開藥，替她治療。後來我們又接到總統府和衛生署的指令，希望署北醫院的團隊「就近」去幫助曹女士。但他們不知道，在此之前，我自己早就去了。

我們的醫療團隊每個禮拜都去看她，針對各種症狀給予中藥治療。本來她連從客廳走到浴室、廁所都沒辦法，治療一個多月

後，曹女士從每次洗澡需用三次氧氣輔助，進步到洗完澡後再用氧氣呼吸，再經兩個月後，不可逆的肺纖維化併發症居然逐漸康復了。後來她甚至可以外出到公園學氣功，體能狀態恢復，進而擺脫了氧氣機。

　　曹女士復原以後，對外開了記者會，除了感謝醫護人員對她的照顧外，還打了一塊金牌送給我們；並將氧氣機也捐給醫院。

立志承繼中醫傳承

　　藉由SARS的經驗，讓我深刻體會，中醫藥不僅可用在急症，甚至在治療慢性疾病、被西醫認為無法治癒的病症，或不可逆的某些併發症時，都能發揮神奇的功效，讓病人恢復健康。

　　種種神奇的功效，不但讓我對中醫藥更具信心，並且對中醫傳統及中西醫結合的領域，更充滿了好奇心。

　　我決定要承繼祖父的傳承，探索中醫的精髓，走入基層，深入民間，邁向國際，濟世救人。

第二章
以中醫藥治療癌症

當SARS疫病爆發時，媒體紛紛冠之以「世紀」的名號，如「世紀之症」、「世紀疫症」、「世紀戰疫」等，然而真正稱得上「跨世紀之症」的病症，則非癌症莫屬。

根據衛生署最新（2013年6月）公布的國人十大死因統計，癌症已連續31年蟬聯榜首。在2012年，台灣地區平均每日因癌症死亡人數，達到120人，平均每12分鐘2秒就有一人因癌症過世。而根據衛生署國民健康局公布2010年國內最新癌症人數，首度突破9萬人大關，每256位國人即有一人罹癌，平均每5分48秒就有一人罹癌。衛生署國民健康局癌症防治組長施伶宜說，國人終其一生，每四人有一人會罹癌。

癌症，真是很可怕的病啊！尤其是當身邊的家人或朋友得了癌症時，感受格外深刻。

老友罹癌卻幫不上忙

受到祖父「盡力幫助更多人」信念的影響，我一直在想如何將醫療照護帶給弱勢族群和偏遠地區的人們。

2002年夏天，我剛從研究所畢業，忽然多出一些時間，於是

投入偏遠部落及弱勢族群的醫療服務。我常利用假日或看診後的時間，獨自帶著小醫療箱，到尖石鄉等偏遠地區義診，或去三峽普賢寺為重症病童看病。

　　起初我是跟著衛生所走，後來自己一個人前往，只希望能對這些缺乏醫療資源的地區，給予最直接的服務。即使只有一、兩人需要醫療服務，我也一樣會去。

　　可能「好人會傳染」吧！漸漸地，中醫科的一些同仁如陳建中醫師、何彥頤醫師、謝抒玲醫師、呂聆美藥師、洪美珠護理長、楊淑惠護理師、葉千慧護士、陳碧桃志工……也開始參與，一起到司馬庫斯、新光部落、秀巒村這些偏遠地方義診。

　　後來，許多有服務熱誠的醫療同仁，包括西醫在內，不分區域、不分彼此的參與偏遠地方的醫療協助及衛教服務。由於服務次數頻繁，加上參與的人來自不同的醫療院所，於是我們將服務團隊取了「芸生會」的名字，取其「芸芸眾生，有緣相會」之意。

　　芸生會的下鄉義診，後來成了當地民眾最期待的活動之一。芸生會在尖石鄉定期定點的義診，許多病人早早就在當地的衛生所翹首等待，甚至還有人從關西、竹東等地趕來。

　　和一群熱情善良的夥伴，來到這些有健保卡也看不到病的地方義診，其實也是一種享受。雖然半個小時內要看十五個病人，忙碌、疲憊之外，甚至還有一些些饑餓，但心情卻很興奮。這是一段令人難忘的經驗。

　　因此，當我得知一同前往尖石進行義診活動時，總是非常熱心、一馬當先的資深護理員「楊媽」得了肺癌的消息時，既驚訝又沉重。我很想幫她，也試著開了一些藥，但當時我雖然偶而有幾個癌症病人，但臨床經驗還不夠豐富，沒能幫上什麼忙。

　　得了肺癌的楊媽非常無助，很快就走了。我心裡很捨不得，也有一些無力感。

　　不到一年，另一個很親近的朋友——醫院門診處的洪護理長，也傳出罹患肺癌的消息。

　　兩位好友都得了肺癌，並且都接受了正統的西醫治療，但後來都沒有達到預期的效果，這些經歷讓我產生了相當大的觸動。

　　我告訴自己，以後要多花些時間來關心癌症病人，免得想幫忙時卻幫不上忙。從此，我開始積極充實這方面的知識，看了很多書，並試著從臨床上去觀察、了解這個「世紀之症」。

開設癌症特別門診

　　2004年，我在署北醫院開了一個「癌症特別門診」，雖然病人沒有很多，但經過一、兩年的摸索、累積臨床經驗，漸漸也有了一些心得。2008年，我被調至台北市立聯合醫院的中醫院區後，也開了癌症門診。

　　剛開始時，我的癌症病人並不多，除了一些從署北醫院隨我而來的老病人外，沒什麼新病人。當時的門診限號一天三十人，通常我只有一、二十個病人。漸漸地，來看門診的癌症病人多了

起來，每次門診，動輒上百人。不到十年，我的癌症病人已接近
兩千名。

　　這些癌症病人有三個主要來源：一是由西醫轉介，一是因口
碑而來，還有的是循著報章雜誌的介紹而至。

　　有的西醫在為癌症病人做化療時，會堅持不要中醫的「干
擾」。但也有一些西醫在病人的治療階段結束後，覺得他的病人
適合看中醫，調養身體。或者，當西醫覺得在治療上已經無能為
力了，也會將病人轉介到我這裡，以中醫進行後繼的治療。例
如，我有不少癌症病人就是由有「台灣安寧之父」之譽的癌症專
家賴允亮醫師轉介而來。

　　西醫將病人介紹到我這裡，大部分是因為他們知道我是根據
專業，中規中矩的在治病救人，不會以牟利為目的，更不會騙
人。而且，我本身也有西醫的背景，他們信得過我。

　　而因「口碑」而來的癌症病人，通常是由那些經我治療後，
病情得以好轉，甚至痊癒，不再復發的病人或其家屬、親友主動
介紹、推薦而來。這種來源的病人有越來越多的趨勢。

　　第三個來源，就是那些看了報紙、雜誌上介紹中醫治療癌症
的文章，或甚至介紹治療病人的一些文章，慕名而來的病患。

　　來看診的癌症病人，不管是經由何種管道而來，有什麼樣的
病史，當現有西醫治療遇到瓶頸時，他們幾乎都有共同的特點：
有的人是放棄了西醫，而有的人卻是被西醫所放棄。

被放棄的癌症病人

在這些癌症病人當中，許多人先接受了西醫所提供的治療方案，包括外科手術、化療、放射線治療（電療）等，初步解決了迫在眉睫的生命威脅；但隨之而來的種種不適以及身體的維護、保養方面，西醫卻無法滿足病人的需求。

接受化療或放療的癌症病人，往往會產生諸多不適，甚至感到難以承受的副作用，如疲勞、噁心、反胃、嘔吐、便秘、腹瀉、脫髮、口腔潰爛、神經和肌肉痲痺……等，但這些都是副作用，而不是病症，因此西醫能做的很有限，最多開些抗生素、止痛藥等聊勝於無的藥，無法有效解決病人的苦痛或難過。

曾有一位癌症病人告訴我，當她接受外科手術，切除腫瘤後，滿心不安的詢問外科醫生，接下來該怎麼做？但外科醫生完成手術之後，似乎就不想管她了，「你可以去找復健科談！」當她再問該如何保養身體時，對方的答案如出一轍：「你可以去找營養師談！」然後就離開了。即使她後來知道西醫的分工精細，對方的答覆是基於職務，並無錯誤，但當時這些冷冰冰的答案，所帶來的失落、徬徨以及恐懼，卻令她一輩子難忘。

當西醫無法符合病人的期待時，他們只好轉向中醫或其他的方式求助，想盡辦法來讓自己的身體舒服一點、好過一些，或者，至少多了一線希望。即使要付出相當大的代價來換取這一線希望，他們也在所不惜。

　　讓我印象最深刻的是一名肝癌病人，他是我在署北醫院時的病人，當時年約七十六歲，得的是肝癌，一開始是做栓塞，也許是加上中醫治療之故，即使肝腫瘤復發，也都只發生在肝的位置，並沒有擴散出去。每次復發都是用栓塞治療，做了七、八次之後，血管都被弄破了，不能再做栓塞；但他年紀太大，也沒有考慮「換肝」一途，但他還在做化療、服西藥、看中醫……。到最後，醫生也沒招了，告訴他：「你回家休息好了！」意思就是西藥已經沒辦法了，大概只有三、四個月好活了。

　　這個病人不知是沒有其他選擇，還是對我很有信心，還是繼續跑來看診。我於是用中醫「扶正」的方法來治療。後來我從署北醫院轉到聯合醫院任職，他也一直來看門診。他的癌細胞還在，用手觸摸就摸得到，而且還越長越大，但我並未做任何的「處理」，主要還是用「扶正」的方式來為他調理。

　　他來看我的門診，一直看了三、四年，遠超過西醫所預料能存活的時間。最後一次來看診，他是由兒子陪著一起來，身體非常虛弱，感覺似乎已經到了最後關頭，可是意識依然十分清楚，特地來向我道謝。

　　從此，我再也沒有見到他；事情的發展，我心裡大概也有數。後來，收到他兒子寫來的一封信，告訴我父親已經過世了，並且感謝我。我回電向對方致意。

　　有一天，他兒子忽然跑來醫院找我，並帶來一包藥，說他父親病危時，有人向家屬推薦「保證治癌有效」的牛樟芝。藥很

貴，一包藥開價二十五萬元。為了救父親一條命，幾個子女湊了錢，買下了牛樟芝，想不到沒服用多少，父親就過世了。「我們想，這包藥放著也沒用。」他很真誠地對我說，「也許許醫師可以拿來幫別的病人。」雖然有點感動，但我忙於看診無暇多談，將藥放進抽屜裡，就忘了這件事情。

過了一陣子，在整理抽屜時，偶然間翻到這包藥，想起這件往事。感懷之餘，我必須先驗證一件事。我拿了三個白色的碗，各放了兩片牛樟芝，然後注入不同溫度的熱水，沒多久碗裡的水就變成紅色，看著這明顯是染劑的紅色，我默然無語，心中卻有一股憤怒情緒在滋長。

「他們被騙了！」這號稱有防癌功效的牛樟芝是假的。

癌症病人的恐懼

想到我的病人死前還被騙了一次，當下有很大的感觸：治療癌症，可不是只在醫藥上著力就好，更重要的是要克服病人對於「死亡」的恐懼。

治療的癌症病人越多，我慢慢發現，雖然病人多是因為西醫提供的解決之道不符期望，才會想從中醫裡尋求解決之道，或甚至抱著「死馬當活馬醫」的心態而來。但到了後期，許多病人的問題，不在病症本身，而是出於心理的因素。

出於對死亡的恐懼。

癌症病人和家屬最大的問題是「恐懼」，害怕面對死亡。畢

竟，癌症是離死亡最近的疾病，如果得的是感冒，會有人願意拿出三、五萬，甚至三、五十萬來治病嗎？

因為對死亡的恐懼，所以會對未來產生不安，心裡發慌，這時碰上以「販賣恐懼賺錢」的藥販、商人、騙子，即使心有疑慮，卻仍然願意拿錢出來冒險一搏，為什麼？因為對於死亡的恐懼超越了疑慮，「我都快要死了，錢還不拿來救命，要留下來幹什麼？」於是常見到癌症病人不惜花大錢買偏方、秘方的事情。

因為恐懼，才讓這些人有機會得逞，病人和家屬成了被騙的對象，甚至付出遠超過負荷的代價。甚而當病人安息後，他的親人還要為癌症的「流毒」所苦。

曾在一本書裡看過一句話：「最大的恐懼就是恐懼本身。」如果用這句話形容癌症病人，再適當不過了。

第三章
結合中西醫治療癌症

　　許多人把「癌症」當作跨越二十世紀與二十一世紀的「世紀之症」，是猖獗於現代社會的重大病症，因此自然要用現代醫學的方法去對付它、治療它、消滅它。但事實上，癌症自古有之。

　　以前就有癌症，只是中醫很少用「癌」這個字，而是用「瘤」或其他奇奇怪怪的名稱，如石癭（甲狀腺癌）、乳岩（乳癌）、失榮（淋巴轉移癌或惡性淋巴瘤）、噎膈（食道癌）、腸覃（卵巢癌或大腸癌）、癥瘕（女性生殖器官腫瘤）、石瘕（子宮癌）、崩漏（子宮頸癌）、積聚（大腸癌）、痞氣（肝癌）等。而中醫典籍中對於這些病症的形成原因及症狀描述，莫不與現代的「癌症」符節合拍。

　　當然，中醫對這些病也有一套不同於西醫的理論及治療方法。

中醫的癌症理論

　　中醫認為癌症是一種全身性疾病的局部表現，與人體的免疫系統有著莫大關係。在中醫文獻《靈樞・百病始生篇》中，提到癌症的發生原因是「壯人無積，虛則有之。」這說明癌症多在「正虛」的基礎上產生，所以多發於老人或脾腎衰敗的人身上。

　　《內經》說：「邪之所湊，其氣必虛。」癌症的原因，可分外因和內因，外因與感受外邪（病原體）有關，內因與七情內傷、飲食失調有關。中醫將包括了心理、生理、營養及季節、環境等複雜原因，歸納為四類：情志鬱結、臟腑失調、飲食不節，以及外感六淫（風、寒、暑、濕、燥、火）。

　　這些因素若長期作用於人體，就會造成人體陰陽失調，正氣衰退，為癌症創造了有利的生長條件。當癌症迅速發展時，又會進一步損耗正氣，致令臟腑氣血失調，同時並產生痰結、濕聚、氣阻、血瘀、鬱熱等病理因素。

　　這些因素與正虛並存，互為因果，會形成惡性循環，使癌症不易治癒。

中醫藥治癌的兩大方向

　　中醫藥治癌是從人的整體觀念出發，對病因進行「辨證論治」，辨別寒熱虛實，其目的不僅要消滅癌細胞，還要提高自身免疫功能（正氣），從而增強抗癌能力。

　　中醫治療癌症的手段有「攻」、「守」兩大方向。前者「祛邪」，即根據「寒者熱之，熱者寒之，結者散之」等中醫理論，選用相關藥物，達到消除癌細胞的目的。而後者則是「扶正」，即運用補益藥物，增強病患的抗病能力，調整人體內部平衡，以控制腫瘤的發展。

　　祛邪和扶正的結合是治療癌症的關鍵，但如何確定扶正與祛

邪的主次，必須運用辨證治療的方法，根據病患的體質強弱，病程長短，腫瘤大小，以及早期、晚期等具體情況，使祛邪和扶正結合起來，相輔相成，全面考慮後而決定。

　　一般而言，早期的癌症，邪氣熾盛，正氣未傷，故以攻邪為先，採用清熱解毒、活血散瘀或除痰攻結等藥物為主。中期癌症的邪氣未減，正氣已傷，故當以攻邪兼施，採用清熱解毒、活血化瘀或除痰攻結藥物為主，適當結合扶正培本的藥物。而如果到了晚期癌症，或放療、化療、手術之後，此時邪氣不減或大邪已去，正氣虛弱，故採用益氣養陰、補氣補血的藥物，再適當配合攻邪的藥物。

　　現在中醫在治療癌症時偏向「守」，其特點包括：1. 阻止癌細胞增長；2. 提高抗癌效果；3. 防止癌症復發；4. 減緩癌症帶來的痛苦。

　　這和現代醫學主流的西醫重視確診過程，輕忽病人本身情況，並以殺死癌細胞、消滅腫瘤的治療方式大不相同。

現代醫學處理癌症的過程

　　在健康檢查日益受到重視的現在，大部分的癌症病患都是在症狀不是很明顯，或甚根本尚未顯現時，於健康檢查時意外被篩檢出癌症。例如，胃癌的患者只是有一點兒胃痛；肺癌的病人咳了一點血，自己渾然不知大難臨頭，直到檢查報告出來，才發現自己得了這世紀之症。

接下來，他得耗很多時間去做「鑑別診斷」（difference diagnosis）所需要的相關檢查，包括各類醫學影像分析（image analysis），諸如大家所熟知的照X光、電腦斷層掃瞄（CT）等都是。這些流程要花一點時間，如果還要做穿刺、病理切片等，至少得花兩個禮拜或十天以上才能夠確診（confirm diagnosis）：是肺癌？肺腺癌？大腸癌？胃癌？或腦癌、乳癌？是哪一型的癌？又到了哪一期？確診之後，才有辦法訂治療流程（treatment procedure）。

對現代醫學來講，這一套流程是固定的，但對病人而言，在確診前的這段時間都在等待，都不知道該怎麼辦？始終活在等待被告知：「你得的是○○○。」的狀態中。

這種前途茫茫、晦暗不明、自己無從把握的心情十分難熬。於是，很多病人開始自己去搜尋資料，找書、上網、去問人……問題越問越多、越亂。常常是病人找了一大堆資訊，結果卻是資料越多越迷惑，心情十分紊亂。

事實上，在完全確診之前，有經驗的醫師通常已做出判斷，但在避免產生不必要的醫療糾紛的前提下，通常他們不會在第一時間給出答案。

這對醫院或醫師的確是一層保護，但對病人或家屬卻是一種煎熬。

在這過程中，現代醫學集中精力在確診上，「病人」本身的情況卻被弱化，甚至是被輕忽了。假設甲、乙兩病患同樣得到乳

癌，可是甲的本身情況較好，而乙的身體情況卻很糟糕，這時就算他們是同一位主治醫師，其所接受的治療程序幾乎都一樣，不會因兩人的情況不同而有差異。

西醫看病、看資料

中西醫在對待癌症上的重點不同。常見的說法是「中醫辨證，西醫辨病」，也有人說西醫是微視（micro）醫學，而中醫卻是巨視（macro）醫學。

中醫學中的「症」、「證」、「病」的概念是不同的，但三者之間又有著密切聯繫。所謂「症」，是指疾病的個別癥狀，如發熱、畏寒、口苦、胸悶等；而「證」是指證候，即疾病發展過程中，某一階段所出現若干癥狀的概括。因此，「症」是疾病的現象，「證」則反映疾病的本質，而「病」是對疾病全程的特點與規律的概括。

臨床上，醫生根據疾病的主要表現和特徵，確定疾病名稱的過程稱為「辨病」。醫生辨證則是通過由望、聞、問、切所獲得的系列癥狀，進行綜合分析，辨明其病變部位、性質及邪正盛衰，從而作出診斷的過程。

就癌症而言，西醫重視的是治「癌」，以消滅既有的腫瘤及癌細胞為主，而中醫重視的是治療病人本身，強調「扶正固本」。

以西醫為主的現代醫學，其嚴謹度是在「定義」上，要花許多時間在確診上，不厭其煩；而一旦確診，反而變化不大，幾乎

都是按照標準流程進行治療，如開刀、化療、放療等。基本上，這種作法已經抽離了對「人」的考量。

　　接受以西醫爲主的現代醫學養成教育的醫生，在確診爲癌症後，首先會考慮的一系列問題是：這個癌症是長什麼樣子？（如是乳癌，它的基因檢測如何？肺腺癌，對哪個藥會有反應？）這癌症表現出來的症狀爲何？是在哪一個時期（stage）？哪一型的癌細胞（cell type）？如有變化，是轉移到了哪裡？以及，我要用哪一種治療計畫（protocol）？……等，幾乎完全是制式反應。

　　當然，接下來的處置也是制式的：針對這種癌症啓動標準化治療計畫。這些治療計畫包括開刀、化療、放射線治療、電療等，都是現成的，視癌症類型和位階而定；可能採取單一手段，也可能綜合使用。例如，鼻咽癌的病人因爲患部的關係，放射線的治療效果較爲明顯，在初期就多採用放射線治療；乳癌的患者，則多半採取綜合的手段，先外科手術切除，再以化療及放射線治療。

　　總之，只要定義好，馬上照章辦事，就是用這一套。當然，也可能醫生會有不同的「組合」：A套餐是哪三種藥，加起來要打多久……；B套餐是……。但通常他們在對應的主要是「病」：這是哪一型的癌症以及到了哪一期……等，而不是去重視每個病人的症狀，包括症狀的輕重強弱。

　　以化療爲例，西醫在進行化療前，即使發現病人狀況很好，但如果白血球數量低於三千，通常就不會進行化療。因爲根據他

所接受的「金科玉律」：癌症病人接受化療的唯一條件是看白血球數目夠不夠？即使病人看起來情況不錯，但檢驗出來的白血球數目低於三千，在擔心化療藥物會完全摧毀身體免疫系統的考量下，會決定暫緩實施化療的療程。反過來說，即使病人的狀況不好，但如果白血球數量夠，醫生照樣會施打化療藥物。

只看病理檢驗出來的數據或影像，雖然很科學、很重要，但畢竟缺乏了一些「人」的因素。大家所關心的是影像中出現的那個陰影、那個腫瘤，以及資料中所顯示的那個東西，反而和「人」抽離了。

多年執業下來，我一直覺得，人是活的，並且始終處於變化中。畢竟，「癌」是長在人的身上；所以，我們要治療的是病人，而不是「癌」。

中醫看人、看症狀

相對地，中醫對於治療的哲學是不一樣的。

以症狀的治療而言，中醫不會去看病人的「病」，都是在看病人的群體症狀及整體情況，再找出治療方案，也就是「辨證論治」。

在中醫裡只認「證」，我們根據「證」來治療病人。這個「證」，指的是一個群體的症狀（symptoms），而這個「證」隨時在變動。在治療的過程中，同一個人，在不同時期，他的「證」會改變；而不同的人，不同的癌症，也可能會有同樣的「證」。

　　「辨證論治」是中醫在治療時的一個主要方法，就是把很多錯綜複雜、相互影響的狀況歸類，使其簡單化、單純化。從中醫的語言來講，就是將所有症狀歸類為八個群體症狀（八綱）：寒熱、虛實、表裡、陰陽。

　　受過專業訓練的中醫師，經過把脈、看氣色、舌頭，最後歸類。「陰陽」是兩個大體，「表裡」代表病位的深淺，通常癌症病人都屬於「裡」，而「表」則是比較表面的症狀，「寒熱」就是當下的狀況是寒或熱；最後，綜合這些資訊，歸類為或「虛」或「實」的一個總體觀。若以癌症為例，通常都是虛實夾雜。

　　有時病人會跟我說他咳嗽、氣胸、無力，而我就要用把脈、觀察氣色、看舌頭等方式得到一些症狀；病人主訴的症狀加上我的專業所得，匯總在一起，形成了一個群體症狀。這種「證」的範圍比較大，而且比「症」更嚴謹，有更多的訊息在裡面。例如，咳嗽不是只有簡單的咳嗽症狀，還要從病人的脈象裡看出他咳的情況，是咳了多久？是氣虛的咳嗽嗎？

　　從中醫的角度來看，即使是同一種癌，也會因每位病患的體質不同，而在症狀上有所變化；或者，即使是同一種癌症的病人，在不同時期，也可能產生不同的證型。例如，癌症病人化療後開始出現氣虛、嘔吐、拉肚子的症狀，可能就和化療前不一樣。同一個病，「證」卻一直在變，我們就得根據「證」來調整、做改變。

　　因此，中醫不會去看：腫瘤多大了？屬於哪一型？在什麼位

置？而是觀察病人在癌症過程中，所出現症狀的種種變化、病人的身心狀況，以及此一病症的本質與起因，然後，再根據對於症狀的判斷來進行治療。

以前述的西醫以白血球數目來決定是否給予癌症病患化療為例，如果換做中醫，會以病人所表現出的「證」為主要依據，即使白血球數目未見得符合西醫的標準，但中醫從病人的綜合症狀考量，如覺得病人的狀況不錯，依然可以施打化療的藥物。因為病人所表現出來的綜合症狀，可能顯示其身體正在源源不斷製造出新的白血球來鞏固防疫系統。

換句話說，中醫是針對病人的「人」及「症狀」在這個人身上的表現，然後來做治療，所以治療手段或方案會視各種因素進行調整，變化很多；不像西醫對付癌症的手段很簡單，來來回回就是那幾種「標準方案」，很少視情況調整細節。而現代醫學主力的西醫，則是針對癌症本身做治療；前者改善病人的情況，增強病人的體力，減輕病人的痛苦，而後者則抱著「除惡務盡」的精神，一路追殺癌細胞，務求蕩平滌清，即使「殺敵一千，自傷八百」亦在所不惜。

中西醫結合的策略

中醫的整體觀包含了對病人症狀的一個整體、宏觀的考慮。西醫的看法是「微觀」，去看很細微的東西，如癌細胞機轉等。這兩種我都曾經歷過，最後我選擇回到宏觀，但我也贊成中西醫

合作來治療癌症病人。

　　癌症的治療，主要分為「殺滅癌細胞」及「培養人體抗病能力」兩大方向。根據我這幾年來的經驗，中西醫學確實可以在這上面做一個良好的結合。譬如在以西醫手段消滅惡性腫瘤、殺死癌細胞時，也可以援引中醫方法來緩解病人不舒服的症狀，讓病人較舒服。

　　這兩者並不衝突，甚至可以相輔相成，何樂而不為？

　　現代醫學重微觀性的「辨病」，運用化學、物理、生物等驗證方法，來剖析癌的形成、擴散和轉移，以在臨床上對治療各類型癌症提供佐證，在確診分期治癌方面極有幫助，值得借鏡。但當你和病人說：「你的基因型態是哪一型，你的癌細胞擴散到肝細胞的第幾個位階……」時，病人通常都聽不懂，因為太複雜了；連受過醫學訓練的人，都不見得能完全聽得懂，何況一般人。病人只知道「我哪裡不舒服……」，希望症狀得到緩解。

　　中醫藉由辨證論治，考慮的是病人整體（全身）的調理，不會說乳癌就只治療乳房，肺癌就只治療肺部，也不會像西醫一樣同樣的病都開類似的藥；中醫會針對每個人不同的體質、不同的證型去治療。

　　西醫可能在腫瘤切除、化放療結束後，就告訴病人：「你身體沒有癌細胞了，已經好了。」但是一般化療與放療的「攻邪」藥效過強，常常會傷及既有的正氣，治療到病人身體越來越虛弱，睡不著、吃不下、疲憊、腹瀉等等。

　　中醫和西醫在進行結合性的治療時，並不會衝突。中醫可以減輕癌症病人在治療時的副作用和毒性，並可以增強放療、化療的敏感度，使治療更具成效；而在手術後，還可以加速術後的復元。就算是癌末病人，當西醫無法治時，仍可以透過中醫來減輕病人的痛苦與不適。

　　其實，結合中西醫體系的治療，是一個很有效率的癌症治療模式。將治病交給西醫，讓西醫來主「攻」，殺死癌細胞。在此之後，病人會出現「虛」證，包括產生種種併發症、副作用等，這時中醫就以「守」的方法來恢復病人身體健康。

攻邪扶正各逞鋒

　　殺滅癌細胞，在中醫領域稱之為「攻邪」，改善自體抗病能力，稱為「扶正」。西醫擅長「攻邪」，而中醫擅長輔助加強身體正氣的「扶正」，也就是提升免疫功能，培養抗病能力。一攻一守，各有長處。

　　雖然中醫學裡也有「攻邪」之道，我也碰過不願接受西醫開刀手段而想以中醫手法來「攻邪」的病患，但在當前的時代背景下，比較多的情形還是病人去接受西醫的「攻」，攻完了以後產生副作用，或者正氣受損，這時我們就可以「守」來進行治療了。

　　但治療癌症病人時，永遠要記得，癌是長在人的身上，如果在針對癌細胞做治療時，同時能夠治好他的人，那當然是最好不過了！

第四章
以「扶正」來治癌

　　不管在求學或執業時，我一直試圖在醫術上結合中西醫學，揚長避短，希望能夠找出最有效的治病方法。當然，並非所有的西醫都願意在治療癌症這件事上與中醫合作。

　　雖然我的癌症病患中，有一部分來自西醫的介紹，但我也知道，很多西醫對於中醫抱持著存疑、甚至反對的態度。例如近期一位因大腸癌去世的知名藝人，本來已掛號要來看我的門診，卻在他的醫生堅決阻止下作罷。

　　中西醫結合來治療癌症，要講策略，也就是攻守之道。

有用的方法就是好方法

　　我一直認為，病人看醫生應是一個主動的行為，是當他覺得有需要時才會去看醫生，而不是應醫生的召喚而去。而當他覺得需要看中醫時，別的醫生想要阻止也阻止不了。如果一味禁止，最後只是病人不和自己的西醫醫生講而已。

　　如果病人因為看中醫而被西醫責備，對病人並不公平。其實，病人對自己的身體最為敏感，看中醫後身體有沒有舒服一點？病情有無獲得改善？症狀有無減輕？對於病症整體有無加

分…等，都會有最直觀的感受。如果對他們的健康有幫助，中醫才對他有意義，他才會想繼續來看診。

在中醫的「辨證論治」當中，對於治病講究整體性的治療，不論是「祛邪」或「扶正」，並不僅限於對肉體而已，也會將「心靈」的因素考慮在內。例如，許多病人除了看醫生之外，也會求助於宗教信仰，最常見的就是去廟裡拜拜，求神明保佑；或者以念經、打坐、抄寫經文等以獲得力量。有的西醫將此斥為迷信或怪力亂神，但如果病人覺得去拜媽祖或觀世音菩薩，他的病就會好，如果無害，為什麼不可以？

也許他不只是身體生病，可能心也生病了；此時除了醫藥外，很多事情都可以幫得上忙，派上用場。

鄧小平曾說：「不管黑貓白貓，能抓老鼠的就是好貓。」只要是有用的方法，就是好方法，何必要自我設限？

一個特別的例子

我曾在病人身上看過一些特別的例子。

有一位罹患大腸癌的病人，本身有著深厚醫藥背景及高學歷，在進行西醫的外科手術切除惡性腫瘤前，曾經選擇以結合中醫、氣功、宗教等方式進行另類療法。

在選擇以這種方式進行自療前，她說，因為惡性腫瘤的影響，她的身體不但虛寒難受，而且痠痛不堪。但在她堅持念誦〈藥師佛本願功德經〉到第五天時，體內忽然生出一種「溫暖的

感覺」，不再冷得難受，困擾多日的痠痛也忽然間消失，身體一下子變得輕鬆多了。

也許有人斥之為「幻想」或「錯覺」，但對於本身受過嚴謹科學訓練的她而言，這是真實發生的事情，不可能是錯覺或幻覺，且當時也未服用任何致幻藥物。而從她的脈象和舌苔，我也可以看得出來，雖然腫瘤依然存在，但她的身體狀況確實改善很多。

雖然最後因為腫瘤長大的緣故，她不得已接受了勸告，先以西醫的外科手術切除腫瘤，手術很順利，但她也決定手術後，不接受西醫的化療，而要繼續以原來的中醫、氣功、念經等方式進行癌症的治療。

這和我平常主要以「扶正」的觀念來治療癌症的策略是一致的。

一加一大於二的攻守策略

中醫學對於癌症的治療本來就有「攻」「守」兩大方向；「攻」就是「袪邪」，以攻伐的藥方消除惡性腫瘤、殲滅癌細胞。事實上，很多西醫用來抗癌的藥，其實也是從相同的藥材中提煉出來的。而「守」則是以「扶正」的觀念，運用補益藥物，增強病患的抗病能力，調整人體內部平衡，用以控制腫瘤的發展。

多年的臨床後，我逐漸體會到，在現代的醫學環境中，結合

中西醫學，讓擁有外科手術、放射線治療、標靶治療（化療）、伽瑪刀等精良設備，炮火犀利，且可以精準定位主要敵人（惡性腫瘤）的西醫主「攻」，會比大部分的中醫手段來得有效率。

如果將治療癌症比喻成戰爭，西醫對付癌細胞的手段，就像兩軍作戰。戰爭一開始，西醫馬上就開出飛機、大炮、戰車等現代武器，務求將主要敵人（癌細胞）殲滅、摧毀。但戰爭不是只有前線打仗，還有後勤補給、養兵生息，好讓國家恢復元氣等善後工作要做。所以這些士兵有沒有飯吃？有沒有地方住？是否會吹風淋雨嗎？戰爭結束後如何清理戰場，盡快恢復到戰前狀態的工作，就是「守」的工作。

西醫也有「守」，大致是打點滴、營養針等輸液而已，但這些多只能在醫院裡做，回家就不能做了，會受到場地的限制。而且，在醫院時，病人如果出現口乾舌燥、便秘、拉肚子、食慾不振等症狀時，一般西醫也都沒什麼有效的藥可以治療。

中醫藥也有「攻」的手段，只是感覺上力量比較小，這和西藥是純化的產物，而中醫多採取複方有關。其實中藥的抗癌藥物，也可被西醫從天然植物提煉出來，例如紫杉醇就是。

而在「守」的方面，「扶正」觀點是中醫治療癌症的精髓，患者經由中醫的輔助性治療，可調節營養狀況，降低癌症治療副作用，減緩癌症帶來的痛苦，讓癌友確實獲得更好的照顧，增強病人的免疫機能，以阻止癌細胞增長，防止癌症復發。

結合中西醫來治療癌症並不衝突，好處是在有效率的配合

下，西醫主「攻」，中醫以「守」、「扶正」的治療手段來配合，一攻一守，如此不但不用放棄任何一方帶來的好處，平衡調理下，還可獲得「一加一大於二」的效果。

我自己就是用這種態度來看癌症病人，所以病人來看診時，我會要求他們帶來看西醫不同時期所服用的藥物，然後視病人的情況來補其不足。病人不用放棄原先的治療，也可以在某些治療過程中再轉過來這裡。我發覺，這是中醫在治療癌症病人時最可以著墨、也最能夠幫助病人的地方。

這樣豈不是配合得很完美。

以「扶正」治癌的研究

在發現「扶正」可以來做為癌症治療的有效手段的同時，我也開始進行一些與此相關的學術研究。

我於2007年開始進入陽明大學傳統醫學研究所任教時，已經看了三年多的癌症病人，並且對於中醫藥在癌症治療中所扮演的角色略有心得，於是在2009年進行相關研究。當時的研究題目就是「扶正中醫療法對癌症之療效評估」，針對近三百位癌症病患進行研究。

研究中，我先對病患進行體質分析，發覺到「氣虛」是最常見的症狀；而且在化療、開刀前後，罹癌「氣虛」病人其營養狀況、生活品質、疲憊感、放化療副作用等方面都比較差。我們以中醫「扶正」的概念，針對「虛證」進行調理，尤其是「氣虛」

得到明顯的改善。後來，研究團隊也藉由分子動物模型，來研究中醫「扶正」概念對癌症治療的相關機轉問題。

我們的團隊並將這些研究結果發表在許多著名期刊上，包含《中醫內科醫學雜誌》、《中西醫整合醫學雜誌》、AFR J TRADIT COMPLEM、Journal of Traditional and Complementary Medicine、Holistic Nursing Practice 等。

以中醫的觀點來看，接受過手術、化療、放療等破壞性治療的癌症患者，最常見的就是會對人體造成某些副作用，其症狀就是病患正氣受損，於是造成氣虛，並且對於生活品質有很大影響，故治療應以「扶正補虛」為首要。

研究團隊從許多實例中發現，高達99%的癌症病人在被診斷癌症到接受治療期間，會感受到不同程度的疲累及相關副作用，其中尤以營養狀況變差為最，而這些症狀，在中醫都屬於「虛證」的範圍，用中醫扶正方法介入之後，病患虛症改善了，營養狀況提升了，化療、放療的副作用也降低了。

我們從中醫的觀點替癌症病人依氣虛、血虛、陰虛、陽虛及氣滯等「證型」分類。「證型」是反映整個疾病發展過程中的一個縱切面，亦即人體這個巨系統一時的證，醫生要知道病患的證型才能開發藥、給藥。臨床所見的癌症病患，多為複合型的證型。而且，在不同癌症的不同治療過程中，證型會變化；即使同一個病人，證型也會變來變去。

為了以科學的數據來呈現，我們還發展出一些問卷，針對不

同證型（如氣虛與無氣虛）病人的生活品質進行療效分析、比較。研究結果顯示，有氣虛證的病患生活品質比較差。

「氣虛」是中醫的用語，就是「不舒服」。我們的論述是，氣虛的人，生活品質比較差；氣虛是因，生活品質差是果，有氣虛的人，生活痛苦指數比較高、比較不快樂。用中醫扶正方法介入之後，生活品質也改善了。

以中華扶氣飲（寬心飲）扶正調氣

有這樣的論述後，我們開始介入。

首先，我們經研究開發出了使用黨蔘、白朮、茯苓、黃耆、女貞子、甘草等藥材的扶正藥中華扶氣飲（寬心飲）。它可以調節氣，改善氣虛、口乾舌燥、腸胃不適等症狀，並可提升脾胃功能。我們希望透過中華扶氣飲（寬心飲）的「扶正」功能，矯正病人的氣虛，改善他們的生活品質。

我們分別拿濃、淡兩種中華扶氣飲（寬心飲）給兩組受測的B型肝炎患者飲用，結果發現兩者都有效，都有保肝的功能，尤其喝的較濃的患者，肝指數降得更明顯。這對一些做過化療的癌症病患幫助很大，他們在施打化療藥劑後肝功能變差，西醫無計可解，不得不停藥；結果在服用中華扶氣飲（寬心飲）後，肝功能改善了。

後來，一位研究生又將中華扶氣飲（寬心飲）用在動物和細胞實驗，發現可以發揮扶正功能，調節免疫系統，造成癌細胞的凋

零作用，並且增強好細胞。這篇論文近期將發表在國際專業的醫藥期刊上。

　　這一連串的科學研究結果證明，中醫扶正療法對癌症病患有助益，而以中藥複方中華扶氣飲（寬心飲）為主的扶正治療，也可改善癌症病患的副作用、營養狀況，而且在身體、心理及社會三個層面的生活品質也明顯提高了。

　　從此，「扶正」的治療成為我治療癌症病人的重要手段。

第五章
全方位的治療之道

當你面對死亡而產生恐懼時，最大的恐懼其實是來自於恐懼本身，而非病症。

　　採用「扶正」療法來治療癌症病人之後，反應相當不錯；尤其一些動過手術或接受化療、放療，正氣衰竭，有氣虛問題的病人，效果更是明顯。在服用中華扶氣飲（寬心飲）後，幾乎都可以看到明顯的「扶氣」效果。

　　對於身體的調養，我雖然找到了一個可用的策略；但很快就發現了另一個令人擔憂的現象：不少癌症病人抱著一堆瓶瓶罐罐，眼裡放出希冀的光芒，來找我「諮詢」：「醫生，你看我這『救命藥』是否有效？」

　　他們不斷從網路、報章雜誌、廣播電視，甚至親友處看到聽到「○○○治療癌症很厲害！」「○○診所專治癌症很有效！」「○○液（水）具防癌保健效果」等各式各樣的消息，於是怦然心動，很想親身一試。但這些「大師」或「祕方」可不便宜，一個療程花上百萬元也不稀奇，其他打著「大師認證」、「祖傳祕方」、「宇宙能量」旗號……種種「治療」、「防癌」名義的療程、課程、藥品、飲料、食物等，從數萬元至十數萬、數十萬元

不等。至於效果，不提也罷。

　　通常我會回答：「不要想太多，來這裡看健保，好好吃藥就好了！」同時還提醒他們：「不要亂花冤枉錢，小心被騙！」雖然病患聽了幾乎都點頭稱是，但我知道，在死亡的威脅下，效果有限。

　　後來陸續得知，仍有少數病人或家屬偷偷地花錢去嘗試，不敢讓我知道。但也有病人跑來告訴我：「許醫師，你說的果然沒錯！這些這麼貴，根本也沒什麼效果！」

　　我啼笑皆非，不知道該說些什麼。

心也需要治療

　　我當然了解他們為何這麼做的原因：不過就是想多得到一線生機而已，即使因此被騙也在所不惜，因為對於癌症的恐懼，已經充滿了他們的心。

　　很多人聽到自己得到癌症後就痛不欲生，怕得不得了，把癌症當作是最可怕的敵人；在診間下跪求救：「醫生，救救我！」的病人或家屬也並不罕見。

　　說起來，癌症病人雖然常感到疼痛，但這種痛不會超越生產分娩時的痛；吃不下食物的痛苦程度，也不會超過胃出血的病人。和其他病症比起來，癌症的症狀其實不是那麼嚴重，而且還有種種藥物可以控制其疼痛程度。但大家為何談癌色變？因為它最接近死亡。

　　生產或生病雖痛，但痛過就好了，一般不會死，但各種癌症的死亡率，三十多年來始終高居國人十大死因的第一位。而每次媒體報導時，「國內十大死因」和「國人十大癌症死因」的列表一出來，前面全是令人觸目驚心的「癌」、「癌」、「癌」……，難怪患者嚇得要死。

　　因為他們的恐懼與慌亂，於是成為最容易受騙的一群人。而許多癌症病人也會認為：「我得了那麼重的病，一定要花大錢來醫治！」這種心理令他們「病急亂投醫」，成為很多「鏢客」組織或個人的「獵物」。

　　問題是：即使花了那麼多錢，病也不一定會治好。

　　有一位很年輕的癌友，去了一家「包醫癌症」的地下診所，去之前需預約，還要通過兩重關卡才能進入。裡面是拜拜的神壇，主持人向他索價一百萬，並且保證包醫好絕症。他真的捐了一百萬，但結果還是沒救上他的命。其他類似的情況還很多，但我迄今沒有看到一件這些「大師」、「神醫」、「秘方」……成功發揮其所宣稱功力或神效的例子。

　　癌症的症狀其實並不複雜，我一向認為，病人不用花大錢，一樣可以獲得很好的治療。我也相信，只要經過嚴格訓練的中醫師，根據辨證所做的診斷和治療，大部分都會對症，都可以幫助癌友。

　　不過，接受正統醫學訓練的醫生絕不會去承諾、保證救病人的命，所以病人在面對死亡的恐懼下，才會選擇相信毫無根據的

信口開河、大包大攬，並且以高昂的代價去換取毫不可信的一線生機，成了受騙上當的受害者。

　　本來以為醫療癌症，只是要面對一種病症；後來發覺，處理這種病症，其實並不複雜，反而是要處理病人的恐懼更棘手。因為病人如果心裡不安，後面的治療就全都亂掉了，無法發揮功效。

　　我於是再次堅定信念，癌症不是只有醫療上的問題，應該要給他們一些再教育，讓他們能夠安心，讓心靜下來、不浮躁。但門診工作很忙，病人很多，根本不可能來做這件事情。

在安寧病房的學習

　　癌症病人對死亡產生恐懼，並因此心慌意亂、徬徨迷惑，做出平常不會做的事。要解決這個問題，我必須更了解病人在面對死亡時的心理歷程。於是，我先去修了一、兩年的學分，並且趁著看診的空檔，去馬偕醫院的安寧病房實習了半年，在人稱「台灣安寧之父」的賴允亮醫師指導下學習，並於2009年考上安寧病房專科醫師的證照。

　　安寧病房強調身、心、靈的全能照顧，依病人的宗教信仰、概念或以團隊方式來進行治療。而且，安寧病房都是由一個團隊，而非一個醫生來進行照顧。

　　安寧病房不講治療病症，而是在講病人的身心靈全人照顧、讓病人面對死亡的一些看法。像癌症病人有很多的症狀、病痛，

以及一些很痛苦的感受，而一般醫生所強調、重視的「醫療」只是其中的手段之一，而且往往還不是最重要的。

在馬偕受訓的這段時間，受益良多，學到了如何從身心靈來撫慰走入人生末期的病人，安撫家屬，讓他們能夠在平靜的狀態下安息。

而且，我也得到在安寧病房中練習以中醫藥安撫病人的機會。

有一次，我看到賴允亮醫師在做黃耆的實驗，他們從黃耆中提煉藥物，給癌末病人注射，可以幫病人補氣。看到這實驗，我不禁想，這不就是我平時常用來給癌症病人的藥物嗎？！

我漸漸發覺，安寧病房照護的很多理論和中醫理論有若干符拍合節的情形，便也開始試著使用中藥來讓病患使用。例如，有些乳癌病人的傷口會排放出難聞的氣味，我便會用中藥的配方來讓傷口收斂，至少味道不會那麼明顯，其效果一點不輸西藥，甚至尤有過之。

安寧病房的團隊態度相當開明，願意讓我使用中醫藥的方法來幫助癌末病人。記得一位二十多歲得到睪丸癌的病人，癌細胞已經轉移至全身，看他的肺部X光片，幾乎全白一片，都是癌細胞蔓延的痕跡，判斷他的情況應是癌症末期，快要踏上人生歸途了，想不到他卻依然很勇健，胃口很好，一次可以吃一整個便當。我把他的脈，脈還很強，於是判斷：「這個病人不會馬上死。我還有機會救活他。」於是，我配了中藥給他吃，並且花了

很多心力照顧。結果，他多活了十天。待他死後，我也生了十天
的重病，很慘，我從來沒有生過那麼重的病。

　　不過，從安寧病房的經驗，我對以中醫治療的信心又多了幾
分。

進行全方位的扶正治療

　　安寧病房實習的經歷，讓我理解到不但要治療癌症病患身體
上的疾病，同時也要照顧他們的心靈健康，這兩者同樣重要。唯
有讓他們心靜下來，心情安定，不再無端陷入恐懼，才不會讓那
些假「救命」之名、行詐騙之實的人有可乘之機。

　　但是，該怎麼做呢？我總不能在看診開方施藥之時，順便對
癌友們諄諄教誨，做心靈輔導的工作。這樣一個病人的診療時間
可能會被拉長好幾倍，對其他病人不公平不說，實務上也有執
行上的困難。但我對自己許願，沒有機會也要找機會來做這件事
情。

　　我忽然想起「授人魚，不如授人以漁」這句話。

　　起初，我想到可以找一個機會，把癌症病人集合起來，花一
個下午的時間來回答他們的問題，解答他們心中的疑惑。結果反
應非常熱烈，迴響相當好，許多癌友跟我反映，受益良多，希望
能夠常常舉辦類似的活動。

　　由於發覺癌友們確實需要更多更長期的支持。經過一段籌備

期，在台北市立聯合醫院的支持下，我們於2011年6月8日成立了
「中醫癌症關懷病友會」（以下簡稱「中醫癌友會」或「癌友會」），
推廣寬心療程，關懷癌友的身心靈健康，讓他們獲得更大的支持
力量。

　　這個癌友間的支持團體，本來只是不忍看到癌友生病還受
騙，後來成為一個月固定聚會一次，癌友間相互支持、打氣、交
流經驗的場合。經過一段調整、修正期，我趁每次聚會時，從身
心靈三方面進行全方位的「扶正」治療。

　　首先在「身」方面的扶正，我採用中醫藥來進行治療，並以
中華扶氣飲（寬心飲）為主。經過對三百多個癌症病人的分析，最
常見到的症狀是「氣虛」，所以在治療癌症病人時，「補氣虛」
成為一種常見治療方式。中醫藥是來調氣，補氣的不足，而使用
中華扶氣飲（寬心飲）就是透過補氣，來做身體上的調節，達到
「扶正」的目的。

　　但如果病患仍須服用西藥，中西藥要間隔一小時服用。

　　在「心靈」方面的扶正，有兩個重點，一是以音樂療法為
主，讓癌友聽一些安心、淨心的音樂，包括宗教音樂、古典音樂
等，並輔以芳香療法；二是以打坐、呼吸、吐納為主。

　　這兩者的目的一致，就是為了要建立一個新的迴流。

建立一個新迴流

　　以音樂來重新建立一個神經迴流（Neuro-cycle feedback），

從醫學上來講，目的是為了改變癌友的行為。我們平常的思考模式十分固定，硬要扭轉、改變，有時是強人所難，倒還不如另起爐灶，反而更便利有效；譬如，以前我從台北到台中，不是自己開車就是坐野雞車，而現在都是坐高鐵，既舒適又便捷。聽這些音樂，就像直接跑去坐高鐵，繞過了擁擠的高速公路。

當癌友習慣此一迴流模式後，音樂一響起，就像按下了一個開關，告訴他：「這是要做安心的哦！聽了這音樂心就會比較純淨。」本來處於恐懼狀態下的癌友，一聽到這個音樂，心靈馬上就會進入一個相對安靜、淨化的氛圍中。但如果是在家裡進行此種音樂療法，音樂要固定，不要變來變去，否則沒有效果。

除了音樂之外，還可以在每天用練習呼吸、吐納或其他所認知的固定方式來進入這個新迴流，達到靜心、淨心的目的。

不過，這種方式要求癌友不能掉以輕心，最好每天在固定的時間、以固定的姿勢、固定的位置、固定喜歡的音樂，持之以恆，才會有效。這就像當你勸人：「不要那麼晚睡」、「不要喝咖啡」、「不要……」等，是要求在他原來的架構裡做改變，很不容易。這時再教你走另外一條路，但一樣要受強化訓練，最好常常做、每天做，好讓這條路穩固下來。

癌友可以將環境布置好，所有熟悉的東西到位，然後每天在固定時間來做這件事。例如，在中醫癌友會，我們約定每天晚上九點至九點半，大家一起來做。一面聽著音樂，一面以很輕鬆、讓自己舒適的固定姿勢進行呼吸、吐納，享受新迴流帶來的心靈

平靜。當然，如果癌友願意做得多一點，一天甚至花上幾個小時
來進入新迴流，也可視自己的狀況調整時間。

重要的是，要做到一聽到這音樂，或是做出特定姿勢時，新
迴路就會被啟動，達到心靈淨化的扶正效果。

根據我的經驗，成功的病患通常都會固定這麼做，進入新的
迴路，享受心靈淨化後的平靜，癌細胞也不會擴散或長大。這一
條新的迴流，可以替癌友們帶來新的生命活力。

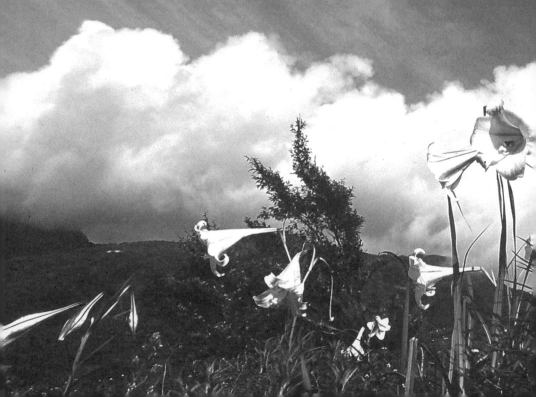

PART **2**

如何與癌共處

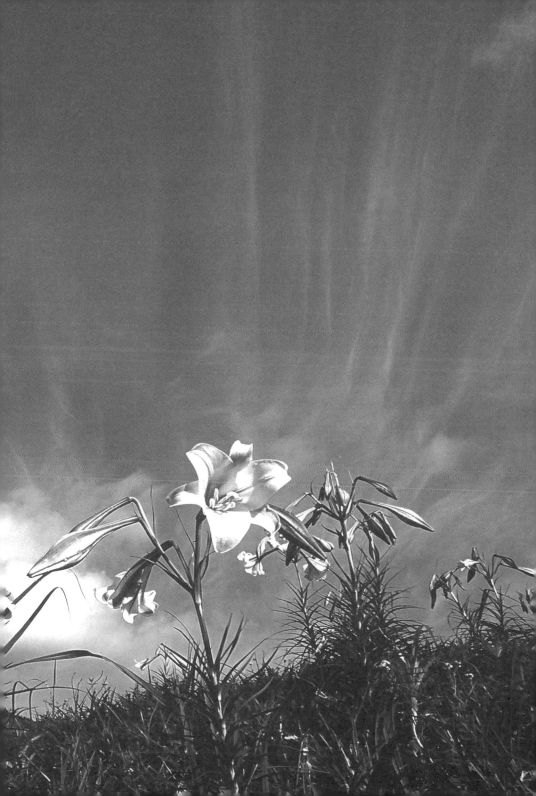

第六章
癌與病的關係

癌症就是告訴你，前面的路不能走了，你不要再繼續走。它給你
一個機會，你一定要轉彎。

——曾罹患癌症的李佳璇於公視《我們的島》
節目第714集〈請魚來種茱〉單元中有感而發

　　「病」與「癌」這兩個字，都有一個寶蓋頭「疒」，形容生
病的很多字，都有這個「疒」。而癌症是什麼？「疒」裡面有三
個口，壓在一座大山上，何其沉重。這是因為「癌」是各種疾病
中最嚴重的一種，因為它最接近死亡。

　　人的一生中，很少人沒生過病，傷風、感冒、頭痛、失
眠……或者一些碰碰撞撞的小意外或小傷害，這都很稀鬆平常，
所以說「生老病死」是人生必經的四關。但碰上這些小病小痛，
我們雖然難免擔心，但並不會恐懼、害怕。

　　但幾乎沒有人不怕癌症，平常再堅強、勇敢的人，知道自己
得了癌症，也無法保持鎮定，淡然以對。為什麼我們這麼懼怕？
是因為害怕死亡，因為一旦死了，一切都沒有了。

了解死亡面對痛苦

既然怕的是死亡，就得去了解死亡有什麼可怕？

在安寧病房學習時，我看到很多病人，原來對死亡滿懷恐懼，但經過病痛的折磨，經過心靈的開導和領悟，不管是藉著宗教或其他哲學的思維，了解了生命的意義和死亡的真相之後，就會比較坦然，平靜很多，不再那麼害怕。

許多人了解到「死亡」並非終點，只是永恆生命旅程中的一個休息站，甚至可藉此機會和至親的家人、朋友、愛人在彼岸重聚，漸漸地就能接受死亡，甚至期待生命彼岸的一場盛宴。他們對死亡的恐懼被釋放了，平靜地享受生命中最後一段旅程——和現世親友相聚的最後時光。

或許心中有不捨，但他們心情平靜了，恐懼消散了，不再害怕、擔心。

所以，真正去了解死亡，會發現我們真正該怕的是「苦」，而怕死就會苦。生病會不會苦？身體生病了，機能不能順利運轉，當然會苦，但如果身體病了，心靈健康，就不會那麼苦。身體的病痛不會苦，心裡的病痛才是真正苦的因。

我在門診看過很多癌症病人，檢查都沒什麼問題了，可就是苦，哀哀抱怨，一直覺得自己還是不舒服、難過，這就是心裡的苦。為什麼心裡會苦？最大的原因是不安，得了癌症以後，不知道怎麼辦，心裡不安，不知道怎麼面對未來。

生病不一定會苦，不安心才會苦。

人爲什麼會生病？

我們可以想想，本來一個好好的人，爲什麼會生病？甚至得到像癌症這麼重的病。

生病約略有幾種：1.身體病；2.生活病；3.生命病。這是三種不同但相互影響的層次，只是生活病和生命病往往是藉著身體的病症表現出來。

一個人，由細胞、器官等組織構成，有自己的情緒，又是處於家庭、社會、國家等環境因素下，可以說被內在、外在的種種因素重重包圍（下圖所示）。如果今天有某一個環節出了問題，幾乎都會影響到圍城中的這個「人」。

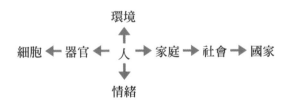

換句話說，不管是內在或外在的因素，包括自然環境或人爲環境，出了某種偏差、扭曲或錯誤，因而失去了平衡，最終也會反映在身體上。就像現代人，睡不著就是生活病，生活病了很難改變，接著對生命的看法也會改變，就是生命病。

所有的癌症病人，不妨回想你的生活方式，一定曾經有過不

平衡、不協調的時候，只是逐漸累積之下，終於在身體上爆發出來，健康就偏離了軌道。

從中醫的觀點來看，人失去了平衡就會生病，就會遠離健康。「平衡」的概念可以放在上圖的任一個箭頭中。一個人的生活失去平衡，譬如早出晚歸、每天加班、菸酒過度……器官就會受損，接下來就會生病。接著換個方向，放大來看，身體不適，脾氣暴躁，造成家庭中夫妻吵架、父子不合，間接影響到社區不寧、治安不佳，而最後造成國家的基礎薄弱，接下來就是這個國家要出問題了。

既然人因失衡而生病，所以在治療時就要恢復這個平衡，癌症也不例外。

疾病的不同層次

疾病有不同來源，也有不同的層次（參考下圖）。最底層的物質（身）；再上一層是能量（心）；再往上是訊息（靈）；最高層級則是主宰（天）。

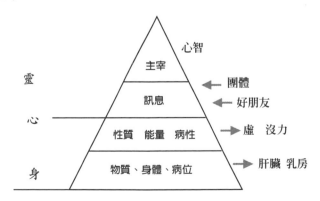

　　最底層的物質，舉例來說就是癌細胞，如乳癌或肝癌初期是屬於第一個層次，中醫名為「病位」。這一層的病是最好解決的；例如：癌症用手術或放療、化療加以控制。

　　再上一層級就是能量。例如大腸癌手術後，雖然身體的腫瘤被切除，癌細胞被清除了，但整個人在開完刀之後是虛的、沒有力，這是一個性質。

　　在此一層級的病，即使是在同一器官位置的同一種病，也可能會有不同的性質，而且還會隨著治療的過程而不一樣，這和中醫裡所說的「證」一樣，會有變化。例如乳癌病人在開刀、化療前後，病會變化，不一樣了，造成了不同性質的病。中醫稱此為「病性」。

　　中醫處理這兩類病的原則還是「平衡」，虛的病人就去補氣、扶正；氣滯的病人，就想辦法讓它通達。

　　而從西醫的角度，他們看到的是發燒、食慾不振、口乾舌燥等副作用，一般醫師的治療也多限制在這兩個層次中。

　　「病位」層次的病屬於「身」的範疇，而「病性」屬於「心」的領域，甚至「靈」的領域。至於和「訊息」有關的病，可分別納入「心」、「靈」兩類的範圍。

訊息也會讓人生病

　　在「訊息」層次中，比較偏向心理方面的層級，可稱之為「心病」，這種病要比物質層級更難治療。例如：病人得知自己

罹癌後的反應。

　　一般當病人發現長了腫瘤後，都需經過病理檢驗，才能確診是否為癌症。有人願意做，也有人選擇不做病理檢驗，但在病理檢驗報告出來之前，這個病人的「病位」和「病性」並沒有變。

　　很多例子顯示，當病人接獲病理報告，得知腫瘤是惡性時，整個人就垮了，甚至本來一個很精神的人，馬上就萎靡不振，全身都不對勁。很多人在被告知罹癌後，回家就倒下去了。

　　難道在病人得知消息前後，癌細胞出現了極大的變化嗎？其實並沒有。但病人就是會有截然不同的反應，睡不著、吃不下、成天胡思亂想「我（的家人）該怎麼辦？」……於是，自己和知情的親友拚命上網、翻書找資料，或者到處去尋訪可以妙手回春、力挽狂瀾的醫生或大師，當然也有人會跑來跟你推銷這推銷那……。

　　病人會收到很多訊息，其中有好有壞，有適合的，也有荒誕無稽的，但病人會感到迷惘，不知該聽誰的。這麼多訊息，其中甚至會自相矛盾，如果病人不會過濾，只會自亂陣腳，心情更加煩亂。

　　這種因訊息而帶來的心亂，對疾病並不好，而且因為它的位階比較高，還會影響下面一、二層的物質和性質。一、二層的不平衡，還可交給醫師解決，可是在第三層，誰能來幫你？俗語說：「心病還要心藥醫。」既然這一層的病是由訊息而來，當然也是要從訊息來解，只是這次要以過濾後的、有針對性的、且是

正面的訊息來解。譬如，如果你有好朋友提供正確的訊息，或是參與一些非營利基金會，或如癌友會之類的支援組織、團體，從中接收到正面、有益的訊息，化解錯誤訊息所帶來的不平衡。

　　一些癌症的病患就是這樣，得到錯誤訊息，結果拖延了接受治療的黃金時間，雖然後來又接收到正確訊息，導引到可以治療的方向，但損失已經造成，只能由自己概括承受。

　　總之，病人可以透過自己的努力，或親友、醫生的幫忙，進行訊息層次的治療，最重要的是要安心、要共鳴、要相信。安心之後才有能力去過濾好的訊息，才會採取正向的方式接受治療，這樣療效才會出來。

平衡協調才是王道

　　訊息層次的疾病也有比較偏向「靈」的方面，也是很難治療的層級；例如，當病人住在急診室、加護病房、癌症病房、安寧病房等空間時，裡面的「氣」或「靈」會不會帶給病人什麼影響？或者，所謂前世因果等說法，是不是也有跡可循？雖然這些病在科學上可能尚無法做出圓滿而令普世接受的解釋，但實際發生的例子卻不少。

　　總之，對於得到癌症的病人來說，單單從身體方面進行治療是不夠的，必須要從對應身、心、靈的各層次，進行全方位的治療，畢其功於一役。否則若被錯誤的訊息影響了心靈，就算這次癌細胞清除了，可能還會捲土重來。

　　至於最高層次的疾病是什麼？是主宰，是心智。主宰是決策中心，決定自己要對疾病採取何種態度：是要徹底根除戒絕，還是一時苟安，待危機過了再故態復萌？或者，從此修心養性，重視健康，調整生活態度，尋求平衡和諧的正向人生？……這些都由你，由你決定一切，因為你是自己的主宰。

　　主宰有其兩面性：你可以做自己的主人，決定一切，但也要承擔改變的後果。如果你吸收了正面訊息，有所改變，當然很好；但反之亦然。

　　總之，既然你是主宰，一切由你自己決定，要不要相信是你，要不要採取行動也是你。反正宇宙的訊息場就在那裡。你要接收哪些訊息跟你配合，也是你自己決定的，全在你一念之間。

　　而這「一念之間」並非憑空而來，必須透過不斷反思、反省，甚至修行，才能得到。有些人天生心智就比較成熟，我們開玩笑說，這可能是上輩子修行來的，也許這就是事實。還有人說，這其實來自上界神祇的慈悲所賜。不論其自何而來，終究，依然得由自己主宰、自己決定，才能帶動以下各層次疾病的治療。

　　總之，進行全方位身心靈治療癌症的最大原則，就是盡量保持平衡跟協調，才是治病救人的王道。

第七章
癌細胞的種子

我們每個人身上都埋藏有癌細胞的種子，這是很正常的一件事。

　　健康的正常人和癌友的差別，在於後者將癌細胞的種子從沉睡中喚醒，並提供了成長、茁壯的環境，讓它失控、變異，終於成為心腹大患。

　　這一切，可以說大部分都是由自己所造成的；反過來說，也可以由人來解除癌症的威脅。

　　要想避免癌症的威脅，首先必須從頭來了解癌細胞的種子到底是怎麼一回事？以及何者才是它「適宜生長」的環境？何處是它不喜歡久待、甚至無法生存下去的地方？以及，它是如何失去控制，成了有殺傷力的癌細胞。

　　這是所謂的「將危險扼殺於搖籃之中」；只是我們不去扼殺或消滅癌細胞的種子，只要讓它保持酣睡就心滿意足了。

癌細胞種子的成長

　　癌細胞的種子，本來也只是一個小小的細胞，和所有的正常細胞一樣，單純而不具侵犯性。但是，為什麼一個小細胞會增長

成一群細胞，由簡單構造變得複雜，由不具侵略性的細胞變成吞噬其他正常細胞的惡魔？

解析癌細胞種子發生變異，從好細胞到壞細胞，從良性到惡性，終而造成癌症的原因，不僅對治療癌症很重要，對於預防癌症復發同樣重要。究其原因，並且將這些原因去除後，癌症才不會一直復發。例如，我們知道吃檳榔和口腔癌有密切的關係，這是很明顯可以看得見的原因。除此之外，也有很多我們看不見的原因。

而這些原因，常常是可以被逆轉的。

一般而言，人之初生都是清淨、純潔的，因為受到後天的影響（染污），身、心、靈變得不再純淨，於是而有癌細胞的產生。如果能讓我們恢復到初始的清淨狀態，癌細胞就不會生長。因此，當我們得到癌症時，必須思考：是不是在環境上或心緒上不夠清淨所致？

從「身」的方面來看，身體本來就有自癒、自淨的能力；但如果身體因種種原因退步了，從健康狀態變成亞健康，甚至疾病的狀態，則身體的自癒能力也會變弱；於是當體內的癌細胞種子發芽、成長、茁壯時，身體無法有效壓制，更別說靠自己去消滅體內的癌細胞了，於是，失去自癒能力的身體成了癌症產生的路徑之一。

而從「心」和「靈」面向來思考，本來清淨的心，也會在外在的壓力下產生恐懼、不安的情緒，於是變得心慌意亂，心神不

寧，再也無法回到清淨，而這是引發癌細胞種子發芽的最佳環
境。「靈」則是能量場的問題，如果大家都處於一個互相敵視、
不滿、咒罵的能量場之中，就會增加癌症發生的機率。

尋回初始的清淨

其實，百分之八十的癌症都是來自於自身。

罹癌的朋友，不妨回頭檢視自己，或多或少可以發現一些不
適當的行為或習慣，如抽菸、酗酒、嚼食檳榔、熬夜等。另外，
在中醫的論述中，除六淫外邪與臟腑失調外，精神因素對於癌細
胞的影響也很大。

七情六欲對人體的傷害很大，長期的憂愁、抑鬱、暴躁、易
怒、失望、痛苦等負面情緒，對健康有一定的影響。當然，也有
人認為癌症與前世因果輪迴有關，而慈悲可以消除一切的業力
和因果。這些想法，不用急著去否定，因為這畢竟是心靈的一部
分。

所以，最重要的就是要去找回清淨的自我。我們每個人都有
自淨的能力，比如我們喝了水、吃了食物，廢物就會被腎臟、大
腸等內臟清理、排泄掉，但如果攝取的毒物太多，像近來社會喧
騰一時的在食品中摻雜塑化劑、毒澱粉、過量農藥、塑膠容器釋
出毒素等汙染問題，身體的自淨能力已無法應付，甚至可能遭到
破壞。所以我們必須注意飲食的健康之道，改變以往錯誤的飲食
習慣，努力讓身體恢復原始清淨的狀態。

　　因此，要十分注意吃進身體的東西，例如要多喝清淨的水，少喝一些人工飲料和酒精飲料；飲食要注重天然，少吃加工食品，更要懂得節制，不要飲食過量，造就癌細胞種子成長的肥沃土壤。

　　有些致病原因不是這麼具像，例如心理上的恐懼、焦慮、不安……，外表或許看不出來，但它們就是讓癌細胞種子能夠茁壯增生的養分。

　　每個人身體裡都是好、壞細胞兼具，就像農夫要時常除去田中的雜草，好讓作物生長的道理一樣，我們要讓好的種子成長，盡量讓壞的種子長不出來。因此，採取安心、淨心的方法，來恢復、保持原始的清淨。

勤做淨心避免復發

　　淨心的方式很多，像是聽音樂、冥想，或和別人討論、分享。我覺得這裡面宗教扮演很重要的角色。對許多人而言，這是最強大且最有效的方式。

　　在中醫癌友會的聚會中，就常以救苦救難、大慈大悲的觀世音為對象，讓癌友與之對話，傾聽他們的苦痛，讓心能夠定安住、能夠淨化、能夠得到撫慰。這不需要太多的儀式或規範。我們也運用團體的力量來規範自己，幫助自己回到靈性的清淨。例如，大家約定在晚上一起來做淨心、安心的練習，通常是透過《普門品》的音樂，回到一個新的迴路，觀想與癌細胞「和平相

處，各安其位」，或者與它展開一場靈性對談，勸它不要輕舉妄動，大家可以像親人、朋友一般相處。

日積月累下來，身體裡的癌細胞種子就會漸漸回復到原始清淨、純潔的淨化狀態，不會造成任何不好的影響，甚至還能幫助病友度過難關，扼殺癌細胞的成長。關於這一點，臨床上已經有許多成功的例子。

許多癌友就是以這種方法來管理他們的癌症，即使動過手術後，發現身體裡可能還有癌細胞蠢蠢欲動，他們卻不想再開刀，於是便採用這種設法回到清淨狀態的練習，減少癌症復發的機會。事實證明，此一方法確實有效，許多癌細胞種子才剛冒出頭，很快就被打壓下去；而當癌友持續這麼做時，它們永遠也不會有機會冒出頭。

我希望大家把自己當成是一個種子，去散布推廣這些安心、淨心的方法，讓更多人能夠脫離這些苦難；讓癌細胞的種子即使永遠不死，也會逐漸凋零。

第八章
有形癌與無形癌

　　癌細胞常會讓我想起美國動漫中的一個經典角色：綠巨人浩克。

　　變種人浩克是個具悲劇色彩的角色，他的變化身不由己：身為科學家的布魯斯在一次實驗中，為了拯救同事，遭到致命劑量的伽瑪射線照射，身上出現了奇異的變化，當生氣憤怒、受到威脅時，他就變成巨大且怒氣十足的綠巨人。

　　他有一句經典台詞：「我不知道我是誰，也不知道我會變成什麼，我只知道一件事，當我生氣時，你最好不要惹我……」

　　是不是和癌細胞有一點像？

癌細胞的人性

　　以人類目前醫學進步的程度，雖然找到致癌基因，但至今仍無法確知到底是什麼引發了細胞蛻變為癌細胞，繼之細胞群繁衍增生為腫瘤或癌症。有一種說法說癌細胞其實是一種進化，是細胞為了應付惡劣的環境（包括生存環境如空氣污染、輻射污染等和個人體內小宇宙的污染），想要繼續存活下去所做出的一種對應改變。

　　這種改變很可能會傷及宿主，終而傷害自身，但為了自己當下的生存，它已無法顧及。

　　或許有人會說，癌細胞很笨，當它殺死宿主時，自己也會跟著死亡。但不得不承認，「與敵偕亡」雖不是最聰明的辦法，但卻常在交戰時被採用。

　　這也是癌細胞所表現出來的「人性」。

　　癌細胞不是感染的，也不是外來的，可以說完全是自家的產物。癌細胞的種子蟄伏在每一個人的身體裡，而當環境惡劣時，正常細胞因為某些原因沒有辦法正常成長，於是被迫蛻變成癌細胞，到了某一程度，失去了控制，就開始到處轉移，影響到其他的正常細胞。

　　癌細胞是我們身上自己長出來的一群失控的壞細胞，但它再壞，也是自己家的壞小孩。沒有人對癌細胞有好印象，但它畢竟是萬物之靈的最小單位，也有其靈性及人性的一面。

　　人被稱為「萬物之靈」，雖不無自我美化之嫌，但人擁有靈性卻是不爭的事實。人的靈性，不僅表現在精神層面，也會在肉體上呈現出來。很多時候，肉體的直接反應，甚至比意識更靈敏。例如，當身體需要某種營養時，就會特別想吃能與之產生「共振」的食物。

　　同樣的，當身體經常出現某種病痛或不適情況時，可能是身體在告訴你，你的生活或行為在某方面出了問題。例如，如果一直出現「溼熱」的症狀，很可能是因為太胖，肥人體溼，肥胖問

題必須得到改善，否則情況會越來越糟。身體出現「代謝病」，常被歸咎於新陳代謝問題，但很可能是因為習慣熬夜，在該讓身體休息時卻還忙個不休，長期下來不出問題才怪！

身體以病、痛，甚至罷工的方式警告你，應該要改變對待身體的方式，否則情況會每下愈況。如果冥頑不靈，堅持把錯誤進行到底，身體只得以更嚴厲的方式來回應，包括來自人體最小單位細胞的警告。

癌症就是其中最嚴厲的一種方式。

但究其本質，它不過是想要提醒（或警告）：你最好做出一些改變，否則大家一起玩完。

因此，如果我們能理解癌細胞的心靈，知道它為什麼會如此無限制的生長，應該會對癌症的治療過程和癒後有不錯的幫助。

有形癌與無形癌

癌症可分有形癌與無形癌。

有形癌很好理解，就是生理上的病變，可用現代醫學的儀器檢驗出來。有形癌可以靠開刀、化療、放療來治療，根據統計，有一半治癒的機會。

但是，驗不出來就代表體內沒有癌細胞嗎？

癌細胞不會突然長大，一定會經歷從無到有、從小到大的過程；但它還很小的時候，即使現代的精密儀器也檢測不出來，這就是無形癌的一種。例如，有一種無形癌是科學上已經發現的癌

的幹細胞（stem cell），跑到大腸變大腸癌，跑到肝臟就變肝癌，而儀器卻檢驗不出來。

而另一種無形癌是看不見的心緒，主要泛指一些讓人心靈失衡的情況，譬如生活裡的種種關卡：錢關、情關、難關，種種人與人之間難解的關係；還有些會造成心靈衝擊的境況，如親人過世、婚姻問題、親子問題、工作壓力等。另一種在癌症病人身上最常見到的無形癌是「面對生命未知的恐懼與無助」。

這種無形癌，平時看不見、摸不著，自己無法控制，不知道什麼時候會竄出來，只要失衡就會生病，在這方面我們一定要從自己的心念做起，多做好事行善，對於這些還沒發現的無形癌才能達到抑制的效果。

對癌友而言，無形癌是癌症是否復發的重要因素。臨床上，我曾治療過許多病人，他們的有形癌雖然被治癒了，但是體內的無形癌依然存在，隨時都有復發的可能。

布施與慈悲

癌細胞有人性，即使無形癌亦然。因此，擔任「家裡壞小孩」角色的無形癌，也有浪子回頭往好的方向變化的機會。這種由壞細胞轉成好細胞的方法有無數種，而「布施」和「慈悲」是其中重要的兩項。

這裡的布施指的是「無畏布施」，即是將自己面對癌症的過程與人分享。為何要做無畏布施？要如何做呢？根據統計，台灣

每三人死亡，其中就有一人是死於癌症。這麼高的死亡率，當然讓人心生恐懼。無畏布施就是要克服對於死亡的恐懼，並以此分享示人。

像陽光口友會的一些朋友，每次看到他們我都很感動，他們不畏氣候的變化、身體的不適、異樣的目光（口友會成員都是口腔癌患者），經常參與各種活動，甚至騎機車環島宣傳防治、篩檢口腔癌的重要，勸導大家不要抽菸、喝酒、吃檳榔，以減少罹患口腔癌的機率。他們的現身說法，比什麼醫生的演講或政府的政令宣導還更有效，更有說服力。

你要心存慈悲才能做此無畏布施，才能轉化或感化癌細胞。

「布施」可以轉化癌，讓癌細胞往好細胞改變，但若未持續做會不穩定，病情又會反復。而以慈悲感化癌，則是以虔誠的態度，將宇宙的正向力量引進來，用共鳴、共振的力量來相互影響、互相感化，癌細胞就會變小。這股共鳴的力量行之久遠，不但能夠影響癌細胞變成好細胞，還能利己利人。一般癌症病人在面對病痛時，常借助宗教的慈悲力量，例如我們常在治療中借重觀音的慈悲，虔誠，靜心，感化，來轉化癌細胞。

慈悲沒有敵人，是最大的保護，具有極大的轉化力量。當你做到願意幫助無親無故、沒有血緣關係的人時，那就是「慈」。能夠做到這點，也許無形的癌細胞就能轉化，消弭於無形了。

而「悲」是能體會別人的苦，能感同身受。若能以同理心去體會，又可以幫助別人擺脫痛苦，那就是做到了「悲」，身體裡

的癌細胞會一直改變。慈悲可以讓一個作惡多端的人洗心革面，重新作人。假若是用慈悲的概念，感化了癌細胞，它就不會再回頭。

我在臨床上常看到三、四期的癌友，卻比一、二期的癌症患者活得更久，其中許多就是「布施」與「慈悲」之功，就像口友會的活動中，每一次的現身說法，都好似以慈悲甘露來洗滌治療身體，感動癌細胞、轉化癌細胞。

從事醫療工作的人也一樣，醫生要有慈悲心，對前來看病的病人產生同理心，願意幫助他，讓病痛消失，如此開出同樣的藥方，效果也會不一樣。

自覺與覺他的循環

要做到布施和慈悲，有兩件重要的事，一個是「自覺」，就是要有智慧，比如說去了解癌症，知道如何因應面對才是最好的方式。懂了之後再來「覺他」，也就是與人分享，幫助他人度過難關，這其實也就是慈悲。

不管是自覺與覺他，或是布施與慈悲，都可以是一個動態的循環，不斷的自覺產生覺他，新的覺他再回過頭提升自覺，這種自覺與覺他的循環過程，可以產生生生不息的慈悲與布施。

走到了極致，應就是菩薩之道。

第九章
正念接受癌

發現罹癌的新手癌友，在第一時間知道這令人難過、令人驚恐的消息時，絕對是一片混亂、一片絕望，以及似乎看不到邊的黑暗與恐懼。

接下來，馬上會產生許多疑問：為什麼是我？我到底是做錯了什麼？有人會怨天尤人、怪東怪西，但也有人開始去搜集各種資訊，會去問人、上網、看書，企圖把所有相關資訊一網打盡，匯集資訊後再進行分析、歸納，甚至還有許多親友主動提供各種相關訊息。

這其實是沒有多大的意義，其實癌友不太需要知道關於治療的部分（該不該手術？化療？放療？該如何進行？……），因為這是屬於醫生的專業範疇，這是醫生該做的事，若以自修的癌症知識去挑戰專業，不但沒有意義，且徒增煩亂而已。但這個企圖「定位」自己的過程，幾乎每一位癌友都曾經歷過。

其實，新手癌友最應該知道的是，如何與癌相處。

從正念中得到力量

事有正面、負面，心情亦如是。正面看待事情，常得到積極

向上的效果。而「正念」就是時刻保持覺醒，擁有「正面的信念」，相信自己積極、向上的正面信念會獲致好結果。

癌症病人很適合練習「正念」，因為可以從中得到力量。

治療癌症的路途漫長且艱難，還會時時擔心復發，所以很適合提起正念告訴自己：「我想好！我會好！我一定能好！」這樣的口訣，可以用來和自己的有形癌、無形癌對話。

不管宗教信仰為何，最重要的就是病能治好。雖說「有願就有力」，但單靠自己的力量可能太單薄，所以可以透過宇宙的力量來幫忙。進行這個過程，首先就是讓心沉靜下來、安定下來。先學會「靜」之後，宇宙的能量就能透過我們的磁場進入，幫助你安定你的心。

癌友可以在每天早晚，或是在固定的時段，以靜坐將心安下來。

讓癌細胞蟄伏下來

在這麼做時，一定要用和平相處的態度與癌相處，而不是征服的心；就像是管教自家的小孩，你不會因為他的態度很惡劣，就想直接把他殺死。

癌細胞像是蟄伏的種子，在溫度、季節及陽光、空氣、水適合的時候就會發起來，很難完全禁絕。我在臨床上曾看到很多病人的癌症每年復發，所以，意圖完全清除並不實際，想辦法和平共處，創造一個讓癌細胞發作不起來的環境才最重要。

　　這就像一個小孩回到家，發現家裡總是亂七八糟，空氣中彌漫著難聞的氣味，甚至還有臭臭的菸酒味道，他當然待不下去，想要出門作亂。如果把家裡整理乾淨，關心他、包容他、愛他，他怎麼會變壞、去搗蛋作亂、或胡作非為呢？

　　當癌友完成各種療程後，接下來要用上述方法讓身體好起來，不要試圖將癌細胞趕盡殺絕，而是要想辦法創造一個讓它維持現狀、安份蟄伏的環境。還有很重要的一件事就是反求諸己、要去反思癌症發生的原因？為什麼要這麼做？因為癌細胞會成長，一定有它的生長條件，反思才會懺悔，反思才會改變。

　　以大腸癌為例，也許是平常亂吃油炸、醃漬的食物，不太注重攝取均衡的營養，吃了太多加工食品所致；而得肝癌的人，或許因為工作壓力大，生活太過勞累，經年累月的熬夜加班。

　　現在既然癌症已經產生了，就要學習去面對，想辦法和它和平相處，最後你就可以了解它、放下它。

看透生死大智慧

　　面對癌症（有形癌，無形癌）的過程是很苦的，這種苦比化療的副作用還苦。懂得放下需要更深沉的智慧，要能夠超然生死。

　　人一出生便走向死亡，而死亡便是再次出生的開始。能把生死看淡、看透是偉大的智慧。所以，平常就要有正念的智慧、正向的信仰。

第十章
與癌和平相處

　　近年來，「溝通」似乎成了顯學。

　　不管你是從事哪一行、做哪種工作，甚至包括家庭裡的親子關係、夫妻關係等，無不重視「溝通」這兩個字：總統要和民眾溝通，好獲得民心；政客要和選民溝通，好獲得選票支持；老闆要和員工溝通，好讓他們努力工作；老師要和學生溝通，好讓他們認真學習；父母要和子女溝通，好讓他們懂事成熟；夫妻之間要相互溝通，好令家庭和諧美滿……。似乎，一切成功都離不開「溝通」。

　　成功的溝通，需要對話。如果一個得了癌症的病患要和自己的癌細胞對話，該說些什麼？又該怎麼說呢？

　　如果要我說，有兩句話、八個字必不可少：和平相處，各安其位。

不要逼反癌細胞

　　一位著名的國內癌症專家告訴我，在他經手的上千名癌症病例中，發現現代醫學所進行的癌症治療，造成大部分病人不是死於癌症，而是死於下列三種原因：即餓死的、毒死的、嚇死的。

「餓死」是因為多數病人在進行化療或放療後，腸胃吸收不好，常常無法進食；「毒死」是因為化療用了太多藥，免疫系統崩潰，得到感冒等併發症致死；還有就是被自己得癌而「嚇死」的。

這番話令我三思，在臨床上這樣的事情，事實上是存在的。我看過很多癌症病人，本來不會那麼快死，打了化療藥劑之後，卻因併發症而死，或者因副作用殺傷力太大，食慾降低而餓死；當然痊癒者也很多。

我們並非鼓勵癌症病人不去做標準化治療，但這樣的例子不勝枚舉，比例越來越高，所以許多從事傳統癌症治療的人，亦或醫生、學者也都已經開始反思。

癌細胞有兩種，一種是你無法控制的細胞；一種是因為環境改變而不得不被動改變，改變到我們無法控制，甚至危害到我們自己的癌細胞。一般抗藥性很強的癌細胞，通常最難控制，很難殺死，因為環境逼得它如此。就像人一樣，當被環境逼迫不得不鋌而走險時，當然會變得很頑強，很有殺傷力。

我覺得最重要的治療模式，不是企圖以對抗、殲滅、移除的方式，一勞永逸地把癌細胞殺死。這麼做看似解決了問題，其實具體效果值得探討。因為癌細胞很小很小，西醫會說把腫瘤切除、化療、放療療程做完就沒事了；可是看不到不代表就沒了（癌細胞）?!當癌細胞像雜草般春風吹又生，又從很小很小的種子成長、茁壯，甚至轉移、蔓延、擴散時，該怎麼辦？

　　況且，人跟人之間會相互影響，聲氣相通，癌細胞也一樣，不管好事、壞事，往往都是成群結隊，就像年輕人一起飆車、闖禍一樣。一個人做壞事還好，最怕是一群人集體霸凌，那才真的是尾大不掉，難以應付。

　　而我看到的幾件成功案例，不管是採用何種治療過程，病人採取和癌細胞「和平相處，各安其位」的方式，都有皆大歡喜的結果。

和平相處・各安其位

　　癌細胞若有靈性，當然不希望宿主死亡；如果宿主死掉，它也無法存活，可謂兩敗俱傷。因此，不管是宿主或癌細胞，「和平相處・各安其位」應該算是一種雙贏的策略。

　　如果癌細胞因為某種不得不變的原因而成長，你給它一口飯吃，它就住在那裡不影響你，總比「與敵偕亡」要快樂多了。我有一位癌症四期的病人，全身都是癌細胞，就是採用「和平相處・各安其位」的方法，撐了十多年，超過醫師預期的三個月壽命數十倍，雖然一路走來不免辛苦，但目前依然健在。

　　我常舉例，癌細胞像是自己生的壞小孩，不是多壞，只是難以控制。他每天回到家，如果看到爸媽還願意煮飯給他吃，房間也溫暖舒適，就不會到處去撒野、作怪。他在外面也許是一個壞小孩，但回到家還是可以乖順，至少可以維持一個起碼的平衡。

　　雖然我用「壞小孩」來比喻癌細胞，但其實好、壞很難定

義，應視其立場而定。從我們的角度來看，癌細胞當然是壞的；但若從它的角度來看，也許身為宿主的我們才是壞的，不但無法提供理想的蟄伏環境，還把過錯全推給它，一心想要殺死它、除掉它。

至於「各安其位」，就是不要採取過激的行動逼反對手。當發現癌細胞起來時，該做的是對讓癌細胞惡化的因素或情況進行補救，讓它不繼續惡化，甚至朝向我們所希望的方向發展，變得馴服；而不是朝向我們不樂見的方向演化。

但在還沒有改變這些惡化的情況或因素時，先不要敵視它、仇恨它，不要採用趕盡殺絕的方式，反而要與它和平相處，各安其位，為數不少的末期癌症病人，就是這麼做的。

我有一位病患是九十三歲的阿嬤，被醫院診斷為大腸癌，還拿到重大傷病卡，表示這診斷經過很嚴謹的鑑定。她並不害怕，也沒有恐懼，只說：「我已經這麼老了，不想治療。」從此沒有再回去看西醫，但會來看我的門診。

過了一年多再看到她，想不到她依然健在。癌細胞沒有變大，也沒有變小，但癌細胞的中間卻硬掉、鈣化了。有一回家屬陪同來看診，說他們再去檢查，醫生說原來的診斷是錯誤的，阿嬤並沒有大腸癌，因為她的體內已經找不到癌細胞了。家屬無法接受這種說法，批評道：「明明做了這麼多檢查，連重大傷病卡都發給我們了，怎麼會沒有大腸癌？」

癌細胞變乖了！

我的理解是，阿嬤的大腸癌是確診，而癌細胞不見了也是事實。這並不一定是我開的藥發揮奇效，很可能是這位阿嬤心態平和，得知罹癌後並未驚恐，也可能因為年事已高體力衰退，沒有接受那些可能把她毒死、餓死的積極性治療。

因為與癌共處，讓癌細胞失去了活躍的本錢，而當致癌的情境改變後，癌細胞馴服了，甚至消失、蟄伏了。

因為「和平相處・各安其位」，曾經一度頑劣的小孩變乖了，不做壞事了。

第十一章
寬心包容癌

　　一些經典名言佳句中，以「寬容」爲題的語錄相當多，動輒洋洋灑灑數十條，其中「惟寬可以容人，惟厚可以載物」（薛瑄）、「若無寬恕，生命將被永無止境的仇恨和報復所控制。」（阿薩吉奧利），都相當發人深省。

　　如果放在癌症病人和癌細胞身上，「寬容」可以解釋爲「寬心包容」，就像是父母寬心包容一個會給自己帶來麻煩的小孩一樣。

　　我一直鼓勵癌友要把癌細胞看成是自己的小孩，雖然可能是會替自己帶來厄運的壞小孩，但它們畢竟是自己身上長出來的東西，而它的形成，也和自己脫不了關係。如果把一切的責任怪到它頭上，似乎也不太負責。

　　但如果眞能把它看成是自己的小孩，就要包容它，甚至在它肆虐時也要定下心，沉靜下來後與它對話，就像在教自己的小孩：「要乖喔！不要常常這樣！」也許一、兩天它不聽話，但只要有耐心，以平等之心相待，每天好好跟它說，總有一天它會感受到你的用心。

馴化癌細胞小孩

　　寬容有三個層次，「以平等之心相待」是第一步。畢竟，癌細胞會成長，多半出自於你的縱容，可以說是自己造的因，也許是之前抽菸、喝酒、放任、縱情的生活所致，所以要用平等的心來面對它；並且要懂得反省懺悔，從自己開始改進。

　　癌細胞喜歡惶恐，心惶恐就亂竄，像個不聽話的小孩，如果家裡亂七八糟，就會想跑出去作怪。反之若是家裡氣氛沉靜、溫馨，就會好好待在家裡。因此，把環境弄好，讓它願意好好待著，是一件極重要的事。

　　這種病例，我碰過好幾個。有位肝癌病人，發現時腫瘤很大且已擴散了，做化療也沒有效，用標靶治療也因藥性太強而告失敗。後來他放棄了西醫的治療，到我那裡看診，並參加了癌友會的活動。他本來對於癌症很恐懼，後來心境漸漸改變。他每天跟自己講：「不要恐懼，心要靜下來。」反覆告訴癌細胞：「我們和平相處，各安其位。」居然病情得到控制，未再惡化。

　　這麼做的病人不在少數，效果也令人滿意。但這麼做有一個前提，就是心要安下來、靜下來，才能把彼此的頻率調在一起，才能和癌細胞對話。這就像和自己的不乖小孩對話時，情緒不能失控，要保持平靜，他才可能聽得進去。這不是一天兩天就能做到的，需要反覆練習。

　　癌細胞也一樣，你要有一個靜定的心，才能讓它聽得進去，

所有的治療才會奏效，藥力才會進去。

　　換句話說，如果在和壞小孩溝通時，怒氣勃發，情緒高亢，只想好好教訓他、懲罰他，怎麼和他對話呢？八成會演變成對罵，甚至可能激得小孩不顧一切衝出家門，離家出走，在外面遊蕩做壞事。如果你不罵他、打他，只是很關心他，噓寒問暖的替他張羅吃的，就算不講話，他也能感受得到，頻率調整到同一處，他才會安下心，才會覺得幸福，你也能得到平安。

　　這是馴化癌細胞的一種方式。除了把心情調回來，接下來把飲食調回來，把生活起居的習慣調回來……直到調到癌細胞不會發展成無法控制的情況。

　　癌細胞馴化之後，不一定會消失，但至少不會那麼惡毒，也不會擴散太快，不致造成身體太大的負擔。以我所見，比較成功從癌症侵襲下倖存的病患，都是能夠調整心態成功的患者。例如，有三位大腸癌的病人，過了五年之後只存活一位，那位生存者就是每天都在做溝通的練習，成功馴服了癌細胞。

安心與靜心

　　要學會如何寬心包容癌，即是學習如何與疾病共處。這有兩個方向，一是外向的安心，一是內向的靜心。

　　安心，安什麼心？當然，首先要安自己的心，對象除了自己的心外，還有「身體」。而身體的所有物質是由水、火、土、風所組成，所以與之相對的冷、熱、飲食、睡眠都要好好注意，才

可以安好你的身心。

　　下一個要安的對象是「家」。在臨床上看到有些病人得到的支援非常豐富，每次來看診，家屬都會陪著一起來。這類的病人比較容易度過難關。

　　再下來是安「業」，包括不造口業，以及在病好之後，成為志工，去幫助別人。

　　至於「靜心」，很簡單，往內心做；靜心，就是把心安靜下來。觀世音有大慈悲、大法力，但在心亂如麻時，即使觀音菩薩有再大的神威，也無法幫到你。就像一潭池水，水面平靜可以清楚看到月亮的映照，但若水中波瀾蕩漾，即使月亮一樣皎潔高掛，水面卻無法照出它完整的形狀。

　　靜心就可以用一些簡單的方式達成，例如我在癌友會中常使用的靜坐、聽音樂等方法，就可以讓自己心平氣和，與體內的癌細胞對話。

以寬心來包容癌

　　寬心之後便是包容，我們要如何以寬心來包容癌。我用簡單明瞭的圖解來講述人與癌的關係。

　　如果能以寬心來包容癌，不但它會往我們所期待的正向關係發展，甚至腫瘤可能會縮小。但若是不去包容癌，它就會擴大，反而把我們包覆了起來。

　　至於要怎麼去包容？聖嚴法師所講的「四它」：面對它、接

受它、處理它、放下它，既傳神又好用。有些人即使經歷了開刀、化療、放療等療程，心裡還是很不安，甚至還是不肯接受罹癌的事實。如果連面對都成問題，還談什麼包容？

　　所以，首先應以正向的態度去「面對它」，接受自己得到癌症的事實，不逃避；然後正面處理它，不管是用西醫或中醫的方式，不管是開刀或扶正，最重要的是找個信任的好醫生，接受醫生的安排，正向面對所有療程。

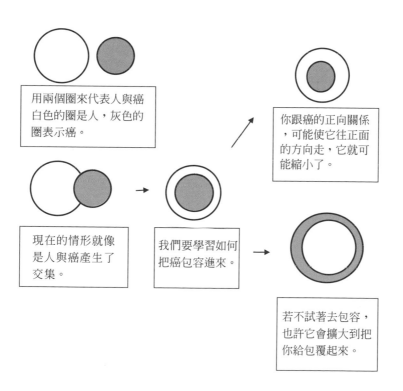

用兩個圈來代表人與癌
白色的圈是人，灰色的
圈表示癌。

你跟癌的正向關係
，可能使它往正面
的方向走，它就可
能縮小了。

現在的情形就像
是人與癌產生了
交集。

我們要學習如何
把癌包容進來。

若不試著去包容，
也許它會擴大到把
你給包覆起來。

　　當一切都盡力處理好之後，就要把沉重心情放開，放下它，才能好好的進行術後的調養，放掉壓力和不忿的感覺，才能安撫住癌細胞，換取「和平相處・各安其位」的良好關係，幫助你度過生死難關，甚至可以行之久遠，超出期望。

第十二章
智慧面對癌

　　許多癌症病人在治療過程中，面對恐懼、無助，經常不知所措，有時誤信網路上一些似是而非的言論，或是坊間的偏方，浪費金錢不說，甚至延誤治療、影響健康。

　　這些病人在臨床上的一個共通徵候是：我執特別重。換句話說，非常的自以為是，聽不進別人的勸，即使醫生的話也抱著三分懷疑的態度，寧願相信自己收集的資訊，以及花大錢買來的秘方、神藥；或者乾脆拿一些江湖術士的誇大語言來質疑。

　　與其說他們是不辨是非，不如說是心慌意亂。因為在癌症的高死亡率威脅下，他們寧願相信能產生希望的選擇或承諾。因為恐懼和期待，讓他們的智慧被蒙蔽了，只要有人敢講、敢承諾，就會有人相信。

　　這也是某一種「貪」，因貪生怕死而走偏了路，喪失了智慧，其行雖愚，但其情可憫。而如果這種「貪」出現在醫生，尤其是一些江湖的「治癌神醫」的身上，我就不敢苟同了。

貪和貧的差別

　　「貧」和「貪」這兩個字很像，只差一點。

　　在執業的醫生中，「貧」的人很少，但「貪」的人可不少見。就我所知，有些中醫診所的門診，一星期的看診就開價6500元，所開出的藥方，包括給癌症病人的中藥或術後調理，動輒數千、上萬元。

　　這麼貴的看診費，加上所費不貲的藥錢、保養品，一般病人哪有可能長期負擔？這樣的醫師，即使把病人治好了又如何？病人要如何面對接下來的生活？何況，現行健保制度下，不需花多少錢，一樣能找到好醫生，把病看好。

　　這樣的例子不勝枚舉。有位稱得上「赫赫有名」、常常出現在媒體上的知名中醫，看診一次的費用在一萬元以上。還有台中一家以醫治癌症為號召的知名診所，預約看一次門診加上簡單的檢查就要兩、三萬。

　　我有位大腸癌的病人，在好奇及期望的心情下，從台北跑到台中專程去求診。當護士告訴她，當天的門診加上簡單的檢查，要價三萬多元時，她有些尷尬，因為身上沒有帶那麼多現金。最妙的是，當她問可不可以刷卡時，護士小姐馬上很好心的指指門口。原來診所前就有一台銀行的提款機，病人只好當場提款看診。

　　病人告訴我這段經歷時，還抱怨說：「○○○醫生真的太貴了！根本看不起！」原來除了看診之外，他還提供多套不同設計的「療程」，以及各種號稱可以抗癌的營養補充品，其中最貴的療程三個月就要一百多萬，即使是小康之家也負擔不起啊！

這樣是不是太「貪」了一些？

從壞種子開出善的花朵

貪也是一種無形癌，一個人有了貪念，不懂得布施，不懂得利他，這樣的貪念比有形癌還恐怖。我認為，貪也是貧乏，因為他們的心太貧窮之故。

雖然「貪」看起來像是一顆壞種子，奇妙的是，在機緣湊巧之下，卻能開出善的花朵。最好的例子，就是我看到很多癌症病人，不但要忍受生病之苦，還要被一些可惡的「鏢客」公然行騙，因此促使我去研發中華扶氣飲（寬心飲），並在抗癌方面已經有了顯著成果。

這藥是由我們醫院的藥師每天現煮，沒有添加人工添加物或防腐劑，安全又衛生。而且價錢也非常便宜，一包100cc只要38元，比同樣以「扶正」為號召，一瓶20cc要價超過500元的「○仙液」便宜很多，幫大家省下很多冤枉錢，一般癌症病友都可以負擔得起（見下頁註）。

以智慧坦然面對

面對生命威脅的癌症時，智慧尤其重要。如果像許多我執過重的病人一樣，因恐懼而迷失時，所選擇的道路往往越走越錯，甚至與得救背道而馳。

在個人能力或智慧不足以面對癌症時，想辦法求得支持團體

如癌友會的協助,可能是有效的解決之道。但一樣要張大眼睛,以智慧來洞察可能出現的騙局。

現在網路、媒體或癌友聚集的場所,常有病友會、癌友會等組織團體,召募同病相憐的病患加入,相濡以沫。這事屬平常,無可厚非,但如果背後有醫院、基金會等非營利機構在支持,會比較保險。

反之,如果它是某一個商業產品下衍生出來的組織或團體,在冒然一腳踏進去前,先不妨存疑,再去打聽清楚,否則不但癌細胞不會往好細胞轉向,反而會每下愈況。因為,有許多商業組織是戴了「慈善團體」或「公益團體」的面具來賣產品。

這些戴著「基金會」面具,進行商業銷售行為的組織,常請到名人或醫生出面背書,會吸引不明就理的病人上門求助。其實,要分辨一個支援團體是否出於公心、愛心,最簡單的分辨方法,就是看它講了半天,是否會開始大力推銷產品,而這些商業產品的利潤是否超過合理範圍,就可以判別個八九不離十了。

有點耐心,善用智慧,這些迷惑人的背書或保證都會無所遁形。當然,如果癌友能做到正念接受癌、寬心包容癌、智慧面對癌,與癌細胞和平共處,安然面對死亡,就不會讓這些不肖的商人有機可乘了。

註:參見2013年3月《康健雜誌》172期,曾沛瑜所撰〈喝天仙液抗癌,有影嘸?〉一文。

PART **3**

攀越癌症這座山

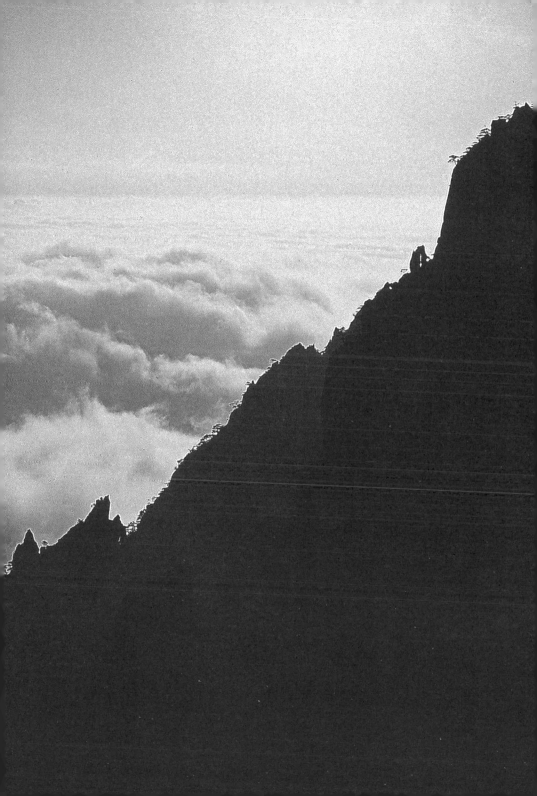

第十三章
治療癌症像爬山

我常跟癌友講，治療癌症，不管是「有形癌」還是「無形癌」，療程就好像要去爬一座山。

要想爬上這座山，甚至想要攀越它，絕對不是一件輕而易舉的事。但是，過程中也毋須那麼的悲情，那麼的杞人憂天及「沒有登上這座山，是不是我就要死了？」的多愁善感，抑或「老天爺！為什麼是我？」式的呼天搶地。

唯一該想、該做的事，就是好好準備去爬你從來沒有爬過的這座山罷了！

沒人能代替你完成這段旅程

爬山是一種需要自己身體力行的活動，沒人能代替你去完成這段旅程，也不要妄想有人會背著你上山、下山，然後由你得到獎品、錦標。

這個過程完全要靠自己走完全程，可能相當辛苦。還好你還是可以找個嚮導，也可決定自己需要帶哪些裝備上路，以及要不要與其他人結伴同行。

登山雖然是向上行進，但不可能一步登天；登頂的路徑也不

可能直上直下，山路不免盤旋往復，曲折起伏。就像每一次化療的起伏不定。

行走之間，面對山路的起伏不用太過擔憂、害怕，因為有上坡就有下坡，逆境完了順境就來，總不至於一瀉千里。爬山的過程難免會有岔路。生病了，要找哪個醫師？接受哪種療程？這些選擇可能都是岔路。

而在此過程中，氣候瞬息變化，外在環境也會隨時改變；相對地，你的身體和心理狀況也會隨著不同的路況起伏不定。

如果在種種變化之下，還能認定目標循序向前，時刻保持安定的心，那就一定能夠成功登頂。

積蓄爬大山的實力

登山，目標的訂立很重要，而循序漸進、累積實力更重要。

任何有經驗的登山客都知道，一個菜鳥當然不可能一開始就攀爬大山，譬如台灣的「百岳」，更不要說攀登世界屋脊這種終極的目標。

若是貿然而動輕率而為，在缺乏準備及體力不足的情況下去登大山，很容易發生山難，不僅會喪失生命，還會拖累很多人。

「行遠自邇，登高自卑。」爬大山，一般會先從登小山開始練習，過程中經過許多訓練和準備，不斷累積爬大山的體力與實力，才有機會成功登頂。

癌症病人的療程都會有個終點，就像是我們要去登頂的大

山。而其中一次次的小療程，就像是登大山前，讓我們練習、積蓄實力的小山。每一次療程結束，回家等待複診的這段空檔，就是恢復元氣、養精蓄銳，做好下一次登山準備的調理期。

這段期間，不要躲在家裡，消極的擔憂癌症會不會復發，或是自暴自棄荒廢上一段療程所做的努力。在看似「西線無戰事」的時段中，依然要做安心、靜心的練習，保持心情平靜，注重營養和體能，無論氣功、健康操、太極拳都很好，最好持續不要落下；保持和其他山友（支持團體及個人）的聯繫，相互支援協助，甚至主動去吸收有用的資訊，對自己的終極大山增加幾分了解。

這種持續的練習和準備，並沒有終點，要隨時提醒自己，修身養性是一輩子的事。

和山友結伴同行

在化療、放療的每個療程當中，隨時可能會出現一個新的起點，或者說，一條新的岔路。

對毫無經驗的新手來說，站在岔路前，看著眼前的兩條路，延伸至兩個不同的方向，隱入不可知的未來。你一點把握都沒有，更不知道哪條路會將你帶到哪裡？上山？下山？柳暗花明？峰迴路轉？抑或就此沉淪，迷失在山林裡？

毫無經驗的你，該如何選擇一條平安的路徑？

如果此時有一個好的嚮導，不管是天上的神祇，或是人間的良醫，你將自己全然地托付，讓他們引領你步上登頂大道，自然

很好；或者，也可以找一些好朋友結伴同行，聆聽那些有經驗的山友和你一起分享經驗，遇到困難時，也不吝聽取這些前輩的意見。

我相信，身為一個新手山友（癌友），你會需要這樣的一個團隊，一個有志同道合朋友，可以相互提攜支援，時時關注你，不讓你走到岔路上的團隊；在路況不佳或天候變化時，他們會提醒你，手把手的教你如何避過危險；在需要協助時拉你一把、推你一下，提供需要的資訊或情報；或在你疲倦失去信心時鼓勵你重新振作，走自己的路。

當你有這樣的一個團隊時，再難也難不住你，再苦也打不倒你，成功只是時間問題。

山就在那裡

除了外在的助力，來自內心的推動力也一樣重要。你要有「我一定會度過難關」的信心，或是「我一定會攀上癌症這座高山」的信念。

信心，讓我們在順境時不會太過得意，在逆勢時也不會氣餒、情緒低落。因為雖然很累，心裡也很害怕，但前進的步伐不會停止，相信自己一定會登頂成功。畢竟，山就在那裡。

雖然外在環境無法掌握，但可以改變自己，向內心觀照，讓自己安心、保持信心和那些小東西（癌細胞）對話，勸服他們要對你有信心，以安心、靜心來提供它們一個高枕無憂的環境，請他

們不要**蠢蠢**欲動，到處亂跑，好好在家休眠。

爬山要有足夠的體力，在好嚮導的指引下，加上同行山友的支持協助，才能攀爬更高更險的山，走更遠的路。如果順利的登頂，恭喜你將獲得期望的獎品——生命。

第十四章

你需要好嚮導

　　新手癌友的首要之務，就是找到信任的醫生。如同登山找到一位好嚮導一樣。

　　如此一來，你就不用花太多精神去鑽研癌症這麼專業的領域，就像當你找到一位嚮導時，除了加強自身體能實力，做好準備之外，該做的其實很簡單，就是尊重專業，服從他的指揮。

　　當然，如果這位醫生也是一名好嚮導，他可以在各方面幫助你，指引你正確的方向，助你攀登生命之巔。

靠智慧找到好嚮導

　　專業的醫療團隊，其中包含專業的中西醫師、護理師、藥劑師、營養師，他們是幫助你走上正確治療之路的嚮導。但先決條件是，你必須信任他們。如果不相信嚮導的帶領，他們的豐富經驗、專業知識都可能使不上力、幫不上忙。如果你因為恐懼迷昧了心智蒙蔽了雙眼，寧願相信那些夸夸其談、滿口江湖術語的「鏢客神醫」，當然會碰上意料之外的岔路，甚至還把進入險境的岔路，當成康莊大道。

　　如果你執意把通向絕地、斷崖，以及一踏上就無法回頭的不

歸路當成康莊大道，再優秀、再專業的嚮導也救不了你。

　　無可否認，優秀的醫療人員很多，但其中難免亦有不肖者，所以在選擇嚮導時就要發揮聰明智慧，群策群力。

　　好的登山嚮導要如何找？像美國、日本等國，有專職的管理組織，像美國山岳嚮導協會（AMGA）、日本山岳嚮導聯盟等，對登山嚮導有專業的培訓和考核，按這些機構提供的名單，按圖索驥就好了。不過可惜的是，不管是登山嚮導或癌症醫生，台灣目前沒有這種專責管理機構。所以，還是得靠自己的智慧來判斷。

　　我有一位癌症病人，靠著直覺輕率地選擇一名經驗不足的腫瘤科醫生，被折騰得死去活來，病情不減反增，情況越來越糟；但他每次都接受醫生的說辭，再接再厲，終於承受不了時，因緣際會的請教一位癌症專家，這位專家聽了以後，笑笑說：「想必治你的醫生也很為難。」年輕醫生畢竟經驗較少，碰到比較棘手的病例就有點抓瞎了。這時，最好的辦法就是去找經驗豐富的專家幫忙解決問題。

　　如果你發覺嚮導一直把你領往岔路、險地，趕快換嚮導，以免把小命送掉。

口碑當然很重要

　　雖然缺少專職的管理機構，讓我們在尋覓優秀嚮導時較為困難，但只要發揮古老的傳統智慧，一樣可以找到很棒的嚮導或醫生。

　　這個古老的智慧很簡單：鼻子底下就是路。不知道的事情，

就去問知道的人。

　　找不到帶領你登山的優秀嚮導，不妨去參考一下相關的文字紀錄如書籍等，或請教登山經驗豐富的山友，他們會樂於分享經驗。眞的無計可施，打電話或上網，聯繫當地的政府機構，請對方推薦。或者到當地雇人時，向當地人打聽一下嚮導的口碑。

　　如果你個性疏懶，不想這麼麻煩，那最容易的就是上網請教各路英雄好漢，通常你不會失望，只是你也要小心避開一些網路消息背後潛藏的商業陷阱。

　　相對而言，想要找個好醫生，這方面的資料就豐富多了。

　　現代資訊大量流通，尤其是和健康相關的資訊更是車載斗量。不僅坊間有各類的醫藥保健書籍、雜誌，不時刊載、介紹各領域知名醫生的訊息，甚至還舉辦各種「名醫」、「良醫」的選拔；報紙上也有健康醫藥版刊登新聞和專文。至於網路相關的訊息更是像大海一樣。

　　但是，往往困難也在此，大浪淘沙的過程，不是每個人都可以勝任，尤其醫藥商機如此龐大，許多聰明的商人，將廣告潛藏在資訊裡做置入性行銷。因此，當你搜尋醫生的資訊時，只看到外表的信息相符，就一頭鑽了進去，其實內容可能別有用心。如果只是單純損失錢財，還可以安慰自己是「破財消災」，但我在臨床上常看到不少因爲相信不實廣告或錯誤資訊，延誤了治療時機，終而釀成不幸的病人。

　　因此，簡單而有效的方法，就是去問走過這條路的過來人。

不管是爬山或治療都一樣。

「口碑」是一種很實在的參考值，一位專業人士的口碑就相當於他的成績單。口碑可以來自兩方面，一是來自你所信任的專業人士推薦，這些人憑著本身的專業能力和了解做出的判斷，通常都有其可取之道，因為自己都背書了嘛！

另一個有效的口碑，是來自於親身使用者的見證，就像廣告中有明星站台說產品多好，可以產生神奇效果云云。而在癌症醫療方面，最簡單、最直接、最有效的方式，就是由癌症病人站出來現身說法。你可以上網查詢、或參與相關病友會的活動，從病友那裡得到褒貶意見。

畢竟，好與不好只有用過的人最清楚。

不要讓恐懼和慌亂擾亂你

當然，還是要提醒大家，即使是口碑，也是會有山寨版，還是要冷靜理智的作判斷；如果發覺情況不對，馬上改弦易轍，不要傻傻到了斷崖絕壁，才知道自己找錯了嚮導。

例如，各醫院門口或診間外，常看到一些鏢客，他們甚至混跡出沒在癌友會等支持團體，拚命鼓吹各種「靈丹妙藥」的神奇功效，口沫四濺的誇大渲染，加上安排的托兒「現身說法」，以自己當「見證」，很容易讓人心動。

這時，你要靜下心來，不要讓恐懼和慌亂擾亂了你的心，才不會受騙或踏上回不了頭的不歸路。

第十五章
和大家一起走

　　登山時，除了找好嚮導引領我們走向登頂之路，另一種常見的方法，就是和大家一起走。這也是許多專家常對登山者提出的建言：不要一個人登山，因為發生問題或意外時，沒有人可以即時協助，甚至不會有人知道你出了事情。

　　大家一起走，看起來好像速度比較慢，但好處是比較不容易走岔或走錯路。因為團體中人多、眼睛也比較多，即使沒法一下子順利走對路，或是中間碰到一些波折，但團體中總是會有人關注你、時時提醒你。

　　對於癌症病人來講，癌友會等支援團體，就是一個最有價值的存在。

相互提醒少犯錯誤

　　有郊遊或逛街經驗的人都知道，走失或脫隊，其實是很常發生的事情。一處美麗的夕陽、一株瑰麗的花朵、枝頭靈巧跳躍的鳥兒、時尚引人的服飾，或僅僅想駐足停留拍照上傳，或者只是歇個腿……，都可能會使我們耽誤了行程，甚至因此而脫隊，一個人流落在陌生而危險的荒野或水泥叢林當中。

如果幸運地是和團體一起行動，那出錯的機率比較小。因為時刻會有人關注你、提醒你，甚至現身說法，讓你不會輕易犯錯。

例如，一次在癌友會的聚會中，我注意到一個形跡鬼祟的中年男子，在會場竄來竄去，向癌友們推銷吹噓具有神效的治癌藥物，馬上被我趕了出去。後來特別在討論時提出，還分享了一些癌友受騙上當、花大錢買了根本無效藥品的事情。

這件事引起熱烈迴響，有些癌友現身說法，將自己受騙的經驗提出來交流，也有癌友分析為何會受騙的原因，如何在恐懼及抱著期盼奇蹟出現的心理下受騙上當。

這些討論見證了團體相互支持的力量。我相信在場的癌友，包括他們的親友，聽到這些轉述之後，比較不容易受騙上當。

一起分享不孤單

不論是登山或治療癌症，和團體一起分享經驗、相互提醒接受關懷照顧，可以從中找到支持的感覺，才不會感覺孤單。

而讓人感到信任和溫暖感覺的，是那些走過黑暗幽谷幸運存活下來，爬過癌症這座大山後，願意回過頭來，提攜或提醒後面的人不要再犯錯，不用再經驗他所承受的痛苦。

陽光口友會的癌友們，就是最好的例子。這些志工都曾經受到口腔癌或頭頸癌的侵襲，在所有癌症當中，口腔癌患者的痛苦指數絕對數一數二。因為患部通常發生在顏面，手術後留下的痕

跡，常令人有「慘不忍睹」之感；而且經過放療後的副作用，會造成進食、說話、吞嚥的困難，十分不舒服不方便，常有患者以「生不如死」來形容。

而且，口腔癌經常和菸、酒，尤其是檳榔有關。而有這些嗜好習慣的人，常常屬於體力勞動階層，對於相關的醫藥知識普遍不足，政府所做的宣導活動常使不上力，發揮不了影響力。因為口腔癌高風險族群，對生活經驗明顯和他們不同的宣導人員，產生不了認同感和同理心；對方只一味地要求他們戒除，而不了解香菸和檳榔在勞動階層中的重要性。

反而是陽光口友會的這些志工，在宣傳防治口腔癌的活動中現身說法，讓這些高風險族群產生認同，因同理心而看到不忍卒睹的可怕後果。而且，志工們也不會要求他們要馬上戒除不良習慣，只是要求他們定期篩檢，在口腔癌發生的初期進行治療，情況就不會太慘。

令人感動的是身為支持團體的口友會志工，即使癌症副作用令身體不適，但依然不遺餘力，為幫助他人而奉獻自己的精力和時間。

以登山來做比喻，不管是癌友會或口友會，他們都是有登山經驗的人，有的甚至本身就有百劫餘生的經歷，這對初次登山的菜鳥是一大助力，有這些見多識廣、閱歷豐富的前輩們在側，做為自己的支持團體，就算走到岔道上，繞到叢林裡，幾乎都能順利摸回大道，也許一時跟不上隊伍，也不怕最後無法歸隊。

與團隊同行最安全

登山或治療都有風險存在。但是，好的嚮導和支持團體，可以讓風險降到最低。

在登山或治療的過程中，免不了會產生徬徨、無助、驚懼、害怕等情緒，因為你可能已經受到了一些小傷害，肉體上多了一些明顯或不明顯的傷疤，體力也比較差了。但是，這些支持團體會鼓勵你、照顧你、幫你打氣，教你一些眉眉角角的小竅門和種種注意事項，讓你感受到相濡以沫的溫暖與慰藉。

他們以自己為例，告訴你成功攀越了癌症這座大山，就可以讓接下來的生命更開闊、更有意義。漸漸地，你就充滿了勇氣，不再那麼害怕。

因為不是你一個人在爬這座大山，有很多人在陪伴你、支持你。

第十六章
六對隱形翅膀

　　有一次，一位癌友在看診時告訴我，她接受癌症的心理治療時，心理醫生介紹她聽一首名為〈隱形翅膀〉的歌。一聽到那首歌，她馬上大哭不止，久久才平復下來。她說，大哭一場，沖開了心中的積鬱，人也輕鬆不少。

　　好奇之下，我也聽了這首歌，雖然和我平常聽慣的音樂不同，但也別有味道。我仔細聆聽，也找了歌詞來看，我想是這幾句歌詞打動了那位癌友：

　　每一次　都在徘徊孤單中堅強
　　每一次　就算很受傷　也不閃淚光
　　我知道　我一直有雙　隱形的翅膀
　　帶我飛　飛過絕望

　　確實，我想，要攀越癌症這座大山很辛苦，非常不容易；但是，如果能夠有下列六對隱形翅膀的協助，我想，也許可以比較輕鬆、省力的跨越這座大山。

第一對翅膀：好好面對，快樂活著

當確知罹癌的消息後，就是開始攀登癌症這座高山的起點。

將要面對的是未知的陌生旅程，而長長的死亡陰影一直籠罩著我們。

但在面對死亡時，不要太過恐懼。因為生命是在刻畫時間，而不是時間在終結生命。

一棵樹，從一粒種子長成一棵小樹，再拔高為擎天大樹，終而成為山林裡的一道風景，其生命各階段的變化，都刻畫了時間和空間。

當我們從一個小貝比一路成長，長大成人、成家立業，形體始終在變，一直到生命終結。而每一個階段，都只不過一種形體的改變，同樣刻畫了空間與時間。

有時候，我們會為時間的流逝而感傷，其實時間並未流動，而是因為萬物的不斷變化竄動，所製造出來的假象。就如同乘坐火車時，每每為景色從窗外流逝而心驚，其實不過是火車轉動而已，萬物依然如是。

在生命的當下，我們應站在主動的位置，刻畫時間與空間，而不是自怨自艾，被時間推擠到了終點。不坐而待斃，生命才能真正生生不息。

請好好面對，快樂活著（Ready to face, happy to live.）。

第二對翅膀：保持一種放心的感覺

最怕癌症病人慌亂、恐懼，因為這些都是癌細胞的大補品。

最好能有一種「放心」（worry free）的感覺，唯有放心，才能為治療創造有利的環境。

要放心，就要做到靜心和安心。先靜而後安，這是我一再強調的兩個重要步驟。沒有靜，安不了。

《禮記‧大學篇》揭櫫「定靜安慮得」為大學之道。如同我們決心要面對癌症時，已經有「定」了，但還須借用「靜」、「安」二字：靜，「心不妄動」，指心能保持寧靜，不受任何干擾；安，「隨所處而安」，即不論在任何處境，都能心安理得。

靜下來、安下來之後，才知道自己身處的環境，知道要如何去面對，接下來才知道自己該做什麼，也就是怎麼去爬山。懂得放鬆、放下，克服慌亂和恐懼，這樣做的決定才是對的。

沒人說這會很簡單，可能會遭遇一些挫折，需要反覆做幾次，才能把心靜下來、把心安住，做到了就可以放心了。

要保持這種放心的感覺。

第三對翅膀：把病交給醫生，關注生命本身

當一個人知道自己罹癌時，種種負面情緒都會一下子跑出來。這很正常，但事實是，此時你能做的不多。

癌症確診後，就要把治療交給醫生（通常指西醫），在接下來

的一系列療程中與醫生配合，因為過度擔憂是沒有用的，按照醫生的指示去做。這不是愚民，而是「術業有專攻」，不該操心的事硬要操心，徒累自己罷了。

癌症當然會出現一些症狀，有一些副作用，會感受到種種不適，不過其中很多是心理層面的問題。許多症狀其實是病人想像出來的。譬如說，大腸癌的病人在確認前和確認時的身體狀況並無二致，但當醫生宣布惡耗後，病人腦袋裡一片闃然，開始想像這裡痛、那裡不舒服、做化療會有多難受，還要獨自面對死亡……暗黑負面的念頭和情緒蜂湧而出，各種不適症狀都跑出來。

我在臨床上常見到，病人在被告知後，開始搜尋研究各種訊息，而這些資訊很可能自相矛盾，也可能根本是垃圾。問題是：相不相信都會很苦惱。

其實，搜尋資料、了解癌症看似必要，其實往往適得其反。從治療的療程而言，你能做的，就是把自己交給醫生，聽從醫生的安排，做該做的手術、標靶治療或放射治療等。否則，搜尋的資料越多，只會令你的心理負擔更重，惡雜感更多。

這些惡雜的感覺，病人一點都不需要。這感覺就像在大熱天，你需要一杯涼開水來一解焦渴時，反而找了一床大棉被一樣。

心煩意亂，更添煩躁，對你的病可沒半點好。

所以，為什麼不將病的治療交給醫生，畢竟受過正規醫學教

育的醫生，要比你懂更多相關的醫學知識，如果你不拿那些從網路上得到的半生不熟、青澀知識或別有用心的訊息去煩醫生，也許他可以做得更好。

倒是病人本身，可以開始思考生命本身的大哉問：這場病是想告訴我什麼？我是有那裡做得不好？不對？或是不得其法？

對許多人來說，要到生死關頭，才能看清許多事情，譬如：我過得快樂嗎？這是我自己想要的生活嗎？如果看得清，想得通，對你的病，以及你自己，絕對有好處。

別操煩那些你不該操煩的事，多關注一下生命本身。趁你還能的時候。

第四對翅膀：簡單就是好，輕鬆就是好

病人通常都是走過許多辛苦的冤枉路，繞過彎路之後，才體會簡單的美好，而放輕鬆的感覺更是無與倫比。

從得知罹癌後，病人不但得去攀越癌症大山，自己身上也背上一座大山，沉重的不得了。這座大山包含了自己的所有執念和負面思維，還有對家人、親友、俗世的不捨、愧疚與不安，真是何其沉重！

有些人煥發出奮戰的勇氣，有的人害怕退縮，不管是拚戰或退縮都不需要。我們只須讓癌細胞沉靜的各安其位，而不是成為一觸即發的觸媒。

其實，病人簡單的做好病人的工作：聽醫生指示，放輕鬆、

好好養病就好。

　　這就像去爬山一樣，當登山嚮導告訴菜鳥山友，要從那裡登山、走那一條路、注意那些情況、如何調節體力……時，菜鳥山友不是要以他從書本、網路或朋友處聽來的知識挑戰嚮導的資質及指示，而是做一件很簡單的事：聽嚮導的話。

　　既然找了嚮導來引導，卻不肯聽從指示，這不是找彆扭，而是自找死路。這麼做，很惡雜。

　　簡單就是好，因爲清楚，而且會有效，「你要吃這藥」、「你不可以熬夜」、「不要買那些騙人的藥」、「你的心情要放輕鬆」、「吃的方面要再清淡」…看似簡單，因爲你不用懂後面的複雜，但你可以照做。

　　不動腦筋而有效，何樂而不爲？

　　醫生給病人很簡單的指示；但病人不做或做不到也沒用，所以這兩者都很重要。和癌細胞相處也很簡單，「和平相處，各安其位」，輕鬆相處，接對頻率，治療才有效。

　　記住，簡單就是好，輕鬆就是好（Simple is good, easy is good.），不要搞得太複雜，對你一點都不好。

第五對翅膀：要愛人、愛自己，不要等人家來愛

　　愛是恐懼的解藥。癌症的前後都是恐懼，而擺脫恐懼的辦法就是去愛。

　　愛和恐懼是同一種能量，只是它們位在能量光譜最遙遠相對

的兩端，如果能夠把對於疾病的恐懼一端拉到愛的這一端，那就成功了。

許多臨床的案例中，常看到一些能夠成功將對癌症的恐懼轉化為愛別人及愛自己後，自己也因此得到正向的能量而受益的情形。這些人在克服恐懼，勇敢的檢視自己的生活，開始去愛自己、愛別人後，病情通常都會好轉，至少不會惡化。

許多人在做到與癌細胞「和平相處．各安其位」後（其實這不也是將對癌細胞的恐懼轉化為體諒和愛嗎？），就算癌細胞沒有消失，也會處於蟄伏、甚至凋零、退化的情形。

危機因此「暫時」解除。

仔細想想，我們恐懼這個、恐懼那個，到底是在恐懼什麼？歸根結底回到最終，原來就是恐懼死亡。

死亡像什麼？像台灣夏天的颱風，不管你喜不喜歡，害不害怕，你沒辦法叫颱風不來。如果逃脫不了，不如看開一點。但「去愛」這件事，卻是你可以去做，並且做得到的。當你愛自己、愛別人、愛大自然時，至少能夠留下一種精神。就像颱風來了，你沒辦法躲避，但至少可以做些事情預防，保護自己、家人以及你所愛的人。

只是，愛自己和滿足被欲望驅使的擁有是兩回事，不可混為一談。若將滿足慾念解釋為愛自己，不過是一種任性或被商業手段操弄罷了。

愛是恐懼的解藥，是自己擁有的隨身寶，但多數人卻老是在

等待別人來愛，這是捨本逐末。為了從恐懼中出來，等人家來愛，結果變成你沒辦法為自己謀求人生幸福。你應該主動愛己、愛人、愛大自然。以自己的方式追求人生的幸福感。

　　我常問病人：得癌症後為什麼要治療？答案很簡單，每個人都想活，「我要活下來」是大家共同的意志。

　　而想要活下來，先要自救，多做一些自利、利他的事情。不但對自己有利，還可以幫忙別人、關懷別人。

　　我常鼓勵癌友病癒後回來做志工，幫忙帶新的癌友，從另一個角度來看，他也是在幫自己，因為心境改變了，自己成了最大的受益者。癌細胞被馴化、蟄伏了，復發的機率變小，這就是愛別人同時也愛自己。

　　這樣的人癌細胞比較不容易長大，也比較不容易復發。與其講吃什麼東西避免復發，或做什麼養生操運動強身，這種抗癌都還是屬於被動式的；倒不如主動愛人愛己，主動幫助關懷別人，把自己的經驗和大家分享。

　　「愛別人」當然包括了其他物種和大自然在內。不去傷害動物、破壞自然環境，大自然也會以正面回應，提供一個相對優質的共生環境，這也是從更上游的地方來改變身體狀況，讓癌細胞往可逆的、馴服的方向走。

　　當然這些「愛」必須發自內心，不能矯情造作。也許你騙得過別人，甚至你自己，但騙不過癌細胞，因為它有很靈敏的攝受能力。

第六對翅膀：金錢有限，好心情無價

生病時，不但要花很多醫藥費，而且也會影響工作，甚至因此而丟掉工作，許多病人及家屬，不但擔心療程要花錢，還要擔心病後的生活，心情十分鬱悶。

其實，全民健保已將癌症納入理賠範圍，不用花費巨額金錢，一樣可以治療癌症。而一些癌症病人所做的治療，其實是不必要的，多半是為了安心而花的冤枉錢。

因為心不安而花冤枉錢，這是緣自心理的問題，當然要從心理層面尋求解決之道，尤其是和「錢」息息相關的「價值觀」。不妨趁此機會重建健康的價值觀。

許多人搞不清楚「價錢」和「價值」的分別和依存關係，套句媒體常用的術語，不知道兩者之間的對價關係。

不論是一般人，或是一些大人物，似乎每段時間都可以有某種的「價錢」。例如，鐘點費多少？在某段時間內做事要收費若干？如此一來，「時間」也似乎有了某種產值。

當你不幸生病，沒有體力和精神去賺取「價錢」，卻多出了許多時間，不妨引進「價值」的思考，想出一種有價值的生活方式。康復後我要如何來過快樂、有價值的生活？

例如，一些企業家、富豪，按一般世俗的眼光來看，他們應該是最成功、最幸福、最快樂的人，但事實上他們常常忙得要命，一年到頭難得停下來享受片刻悠閒，這樣的生活方式稱得上

是有價值嗎？

　　如果本來以賺錢爲人生唯一目標，爲此目標可以犧牲很多事情，如此一來，可以讓你有機會反思重新調整方向。也許可以享受放鬆的美好時光，不再時時上緊發條，把自己逼得那麼緊；或者有更多的時間與家人相處。

　　當然，對於那些追求錦衣玉食、精饌佳餚不遺餘力的人，也許應該嘗試一些簡單、清淡的飲食。

　　我們一般都是從「生」的觀點來考慮生命。如果因爲生病，在與「死亡」擦身而過時，能夠換了腦袋、改變了心態，去過一種更具品質的生活，這種體悟將會有極高的價值，甚至遠遠超過這段時間所花費的「價錢」。因爲好心情無價。

重新思考人生價值

　　癌症病人如此接近死亡，常會逼得他們重新思考對人生的看法，我常稱之爲因病反思，或者因病入道。

　　當他們驚覺生命越離越遠時，會開始珍惜當下生命的可貴，對於有形的金錢看得比較淡，並開始反思「錢不是那麼重要！」我有一位因胰臟癌過世的病人，是新竹科技公司的大老板，平常意氣飛揚，患病時卻一樣的無助。

　　還有一位在大陸經商的病人，在大陸設廠，有兩千多名員工，財產單位以億計，但得了肺癌回台灣醫治，其間所有的標靶藥都自費購買，花了很多錢，但心情沒有調整過來，很快就走

了。

　　還有一位病人，在大陸開婚紗公司，有好幾家分店。有一次，我問他隔這麼遠要怎麼管理公司？他說，大陸員工不好管理，所以他在每個公司都裝設許多監視器，影像可以接到家裡，他即使生病也依然可以在台灣遙控監視。他都買最貴的藥來吃，但心情沒有改變，壓力很大，雖然事業做很大，但是放不下、心不安，治療效果就會打折。

心境改，助力來

　　反而，一些沒什麼錢的，甚至是可能犯過錯的人，在心情改變、真正開始悔過時，自然就會有人在他最需要時幫助他。若說他做了什麼，就是他已經改過自新。

　　所以，心境改變，助力就會來。當你裝上六對隱形翅膀，在攀登癌症這座大山時，就好像多了六雙手在幫忙你、協助你，讓你能夠順利的攀越癌症這座大山。

PART 4

癌症全攻略地圖

　　喜愛旅遊的人都知道，有時去一個陌生的地方，尤其是某個繁華、熱鬧的國際性大都會時，想要玩得盡興，玩得快樂，按照「攻略」類的旅遊指南地圖可謂超級好用，讓旅客可以按圖索驥，一路暢玩。

　　譬如說像《東京美食全攻略》、《東京美食究極攻略》這類美食地圖，將東京市的美食分門別類，按各地區、街巷的美食一一標出來，同時還把各種美食的特點、歷史、價位也一一註記，真可謂「一書在手，天下我有」。

　　這種全攻略式的指南，常帶入作者個人的觀點、看法、經歷、喜惡，讓讀者能夠鮮活感受到其所要表達的主題氣氛；對於一些沒經驗的新手而言，極具參考價值。

　　這也是推出「癌症全攻略地圖」的原因。

　　隨著癌症病例及人數的增加，癌症的分類越來越細，研究也越來越精深，不要說新手癌友，即使是具有醫學背景的人也需要花一點時間，潛心研究一番，才能做到大致了解及如何面對、因應、處理癌症。

　　但對仍充滿恐懼、驚慌、害怕的新手癌友而言，想要馬上定下心神，樂觀面對這世紀之症，勢必有所困難。所以我們才想到以過來人的經驗現身說法，提供新手癌友參考，讓他們能夠依循前人成功的足跡，在心情上得到撫慰，在治療上得到協助，讓自己知道如何與癌症相處，因此能更勇敢、更樂觀地去面對癌症。

　　為了讓新手癌友更容易了解罹癌的心理、生理變化，我們特地商請了性格、經歷迥異的八位癌友，請他們提供面對癌症的心路歷程和經驗。這八位熱心的癌友很大方、坦誠地提供了他們的個人經歷，希望能夠對新手癌友多盡上一分助力。

　　這八位癌友是甘素娥（肺癌）、蔡維國（口腔癌）、楊運德（血癌）、蔡芬玲（乳癌，後轉移骨癌）、傅小嘉（子宮癌）、吳美津（大腸癌）、俞志雄（口腔癌）、黃曉春（大腸癌），他們都是生命的勇者，非常謝謝他們願意勇敢站出來，講述自己的罹癌故事！

　　為了方便新手癌友了解，在每篇敘述罹癌的文章前，都會列出癌友的基本資料，包括個性類型等，如有分類不當的情形，作者在此致歉。

　　將八位癌友以個性類型分類的原因，是方便新手癌友找到和自己符節合拍的地方，並從中得到一些經驗和體悟，再來制定最符合自己需求的「癌症攻略」。

　　當然，我們清楚每個人都是獨一無二的，而癌症的成因和症狀也是極其複雜的，很難一一「對號入座」。所以，一切僅供參考。

　　希望這些故事能夠對你有所幫助。這才是最重要的。

——劉永毅

第十七章
淚水就此收住

人物：甘素娥。女。五十多歲。

病歷：罹患肺癌，先生肝癌過世。

個性類型：原本開朗，經過一連串打擊，變得多慮、悲觀，有如驚弓之鳥，且愁思不止，後來逐漸看開，走出陰霾。

「人生哦……」她講了第一句話，就警告我：「我可能會掉眼淚噢！」然後一顆顆眼淚就不停地從眼眶裡跑出來。

這是一段充滿了淚水與傷痛的回憶。

一人罹癌，全家驚慌

人生最大的痛，就是失去自己的至親或至愛，尤其是當這兩者是同一人時。

甘素娥的先生是婦產科醫生，一直是B型肝炎的帶原者。但本身是醫生的他，自認生活、飲食正常，並定期進行追蹤、照超音波，應該不會有大問題，所以並未特別在意。

2004年9月，他從醫院退休後，在台北市松山路開了一家婦產科診所，請了幾名醫生駐診，工作很忙碌，甘素娥也在診所裡幫

忙照顧生意。正在事業巔峰時，一次先生去照超音波檢查，卻在肝臟部位發現了腫瘤的陰影。腫瘤有兩顆，其中一顆個頭不小，有十公分大。他的B肝沒有經過肝硬化階段，直接就轉成肝癌了。本來他還能強自鎮定，因為他的父母也都是肝癌患者，但也都活到八十多歲。他認為，能活到八十多歲，其實也算OK了。

雖然想得開，但在得知肝腫瘤的當天，他們還是震驚不已。夫婦倆當天晚上互相抱頭痛哭，哭了整晚。

先生安慰她，可能是良性腫瘤也不一定。他自己抽血送到檢驗中心去化驗，到了下午，她偷偷打電話去問，胎兒蛋白指數飆上萬；下午她一如往常去接補習的兒子，卻在前往附近的一家廟祈求庇佑時當場崩潰。

先生不准她將得肝癌的消息透露給外人和他的家人知道。白天去上班，裝得若無其事；晚上回到家裡，雖然躺在床上，卻怎麼也睡不著，七天七夜輾轉反側，最後，他們只好去租電視劇《大宅門》來看，一個禮拜就將七十二集的影集看完。

她開始怨天尤人，問老天為何如此殘忍對待像先生這樣一個顧家孝順、仁心仁術的好人？

先生過世，頓失所依

即使向老天做出了沉痛的抗議，情況也不見樂觀。

透過醫界朋友的幫忙，他們幾乎看遍了台北幾家大醫院：台大、長庚、仁愛、三總、和信……，做了許多檢驗，幾乎所有的

醫生都判定，如果不換肝，他的生命只剩三到六個月。但他的情況不符合肝臟移植的「米蘭標準」，即使女兒願意捐肝，但依然無法通過衛生署的規定，無法在國內進行合法的肝臟移植。

由義大利米蘭大學所提出的肝臟移植標準，被醫界稱為「米蘭標準」。在目前國內醫院採用較寬鬆標準的「舊金山定規」（UCSF criteria）之前，這就是肝臟移植的「門檻」：單一腫瘤直徑不超過五公分；多發腫瘤不超過三個，最大的腫瘤直徑不超過三公分，而且沒有肝外轉移和肉眼可見的血管侵犯，才能進行肝臟移植。

最後，一位在三總當副院長的朋友答應幫忙，當天就帶了病歷和片子趕過去，希望能夠換得一線生機。先做了栓塞，控制腫瘤的成長態勢，但終於還是無法達到換肝的標準。

夫婦倆失望之餘，商量之下，在台灣不能合法換肝，那就到大陸去換肝。夫婦倆於是跑到大陸去換肝。換肝手術是成功的，只是癌細胞已經轉移了。

本來先生下班後都會去一個俱樂部游泳，後來發覺肩膀會痛，吃了一個月的藥都不見好，才發現癌細胞已經轉移到骨頭了；癌細胞先轉移到骨頭，後來又轉移到肺。

2007年7月，因黃疸很高，他赴台大醫院檢查。名醫李伯皇親自看報告，看了一個鐘頭，告訴甘素娥：「你先生（的生命僅剩下）一到三個月。」

那時她還不信，或是不願相信，因為當時先生還可以下床走

動，但後來他開始咳嗽，肺部積水，住進台大醫院急診，就沒有再出來了。九月，先生走了，享年五十九歲。

接手診所，辛苦經營

這個打擊很大，全家人失去重心。爸爸過世對正在讀高中的兒子打擊很大，學校成績一落千丈。之後，她接手先生的診所，繼續營業。

先生的診所本來經營得不錯，他臨去前也希望甘素娥能繼續經營下去，以後傳給讀醫的女兒，為了繼承先生遺志，她只好一肩挑起重擔。

因為甘素娥本身不是醫生，經營很是辛苦。一般而言，如果診所的主事者是醫生，經營成本相對節省很多，而她只能扮演管理者的角色，雖然生意很好，但經營起來壓力很大。而且張羅診所之餘，還要照顧小孩。

雖然生活忙碌，但她還是走不出悲痛的情緒，曾想過要自殺，但想到孩子，又覺得不甘。先生過世不到半年，她的母親也過世了。半年之內，嘗盡了親人離別之苦，頓失依靠，讓她猶如驚弓之鳥。

她個性上是很ㄍㄧㄥ的人，這些痛苦，因媽媽身體不好，都不敢讓娘家的人知道，甚至先生過世的消息，也是直到媽媽過世，她才講出來。而診所裡的人，則完全不知情。

甘素娥到診所上班，面對很多病人，表面上還要嘻嘻哈哈。

因為不知情，還有人問：「醫生去哪裡？」或者：「醫生去進修些什麼？」她常常就只是笑一下，不願多說，把這些問題帶過。

只是，在這段時間，每每看到夫妻手牽手的畫面，她馬上躲進辦公室裡掉淚。午休時，到附近熟識的小飯館吃飯，坐在慣常的座位上，也會悲從中來，以淚水拌飯，終而無法進食。後來她只好買便當，一個人躲在辦公室裡吃飯。

她和先生的感情太好，許多人勸她忘懷，她只能回答：「記憶不可能蒸發，要忘掉一個人，不是那麼容易的事。」要忘掉既是丈夫、又是好友的先生，對她而言，很不容易。

在心情最低盪的時候，她曾經計畫開車上高速公路，找機會一頭撞死。後來，她把精力全放在工作上。雖然靠著先生以往累積的信用，診所依然可以維持，但她每天早出晚歸，回到家往往已經很晚了，還要打起精神收拾家裡、照顧孩子，一天睡不到五個鐘頭。

因緣巧合，發現腫瘤

三年下來，長期以來的工作和情緒壓力終於爆發。

2011年農曆新年時，她一直拉肚子，瘦了四公斤，由四十五公斤一路掉到四十一公斤。起初，以為是感冒引起流行性的腸病毒，四月份，她去找了腸胃科醫生，做了一系列的檢查，一切正常。

後來，她又以為是胃食道逆流引起，於是去掛三總腸胃科。

有一天回診時，她在候診室看到一本《藥師經》，拿起來看，當下深受感動，淚流滿面，兩包面紙都不夠用。不知為何，那天她忽然動念：「我應該排個胸腔內科去檢查一下。」臨時加掛胸腔科門診。

她掛了號，照了X光，看起來一切沒事。但當她謝過醫生，走到門口時，卻被醫生叫住，召她回去，說：「妳的組織有點異常，要不要再照個CT（電腦斷層攝影）？」她當場說：「好！」照完CT，到了看報告時，主任沒多說什麼，要她馬上轉外科，因為她左肺一共有四顆腫瘤。

她當下就崩潰了，大哭，並且問醫生：「我可以活多久？」醫生沒有告訴她答案。

回家之後，她沒有告訴小孩，偷偷去問朋友該怎麼辦。朋友建議她：選擇台大，或者榮總。因為榮總胸腔外科主治醫師許文虎是蕭萬長開肺腺癌的土刀醫生，於是她選擇了榮總。許醫師看了片子以後，說開刀是OK，並且替她排號，叫她不用太緊張，因為她的肺癌只是第一期中的第一期（1A1）。

發現肺癌讓她無比震驚，但另一方面，能夠即早發現，她還是覺得很幸運。她本來沒有將感冒、發燒、腹瀉，及被稱為「火燒心」的胃食道逆流症狀和肺癌連在一起，後來才知原來這些都是肺癌的初期症狀。

雖然先生的癌症經驗令全家人痛苦，但她從來沒想到自己也會得癌。打從年輕時她的身體就很健康，擅長游泳、爬山、長跑

等運動，作夢也沒想到會得肺癌。因此，心理極端不平衡，自怨自艾，再次問老天：「為什麼會是我？」「我是哪裡做錯了！怎麼會得到這樣的結果？！」

想到上次提出這樣的疑問所招來的沉重打擊，她幾乎無法承受。

一個人默默地承受

在恐慌的心情下，她急著想跟癌症做切割，於是想辦法將開刀的時程提前到5月30日。

結果很順利，但開刀的過程卻讓她非常害怕，「如果要再開第二次刀，我可能就選擇不開了，寧願自然死掉！」因為對程序不了解，她在整個開刀過程中都相當脆弱，感覺上自己像豬仔被送進屠宰場，讓她覺得毫無尊嚴。耳朵裡聽到各種「嘰哩喀咯……」的金屬碰撞和儀器聲響。下午兩點進去，晚上九點多才回到病房。

手術前，醫生跟她解釋，肺癌無法從影像裡判斷，因此手術時是採取「急速凍切」的方式，先開一半，切下腫瘤，進行病理檢驗；如果是惡性的，就會再往深處開刀，清除可能的癌細胞。

待在觀察床上時，她的心情十分煩躁、恐懼，即使是在半昏半醒之中，也一直吵，不斷問護士小姐：「是不好的！對不對？」即使護士小姐再怎麼安撫她，也完全沒有用。

其實她知道，雖然醫生沒說什麼，但手術花了那麼長的時

間，八成情況不樂觀。但在恐懼中，她依然抱持著「萬一…」的心態。

開完刀，住了兩個多禮拜的院，她就出院了。因爲開刀插管之故，喉嚨都沒有聲音，只能以氣音說話。開刀前，護理人員教過她，開完刀後如要咳嗽，只能以腹部咳，不能以平常的方法咳，否則會有如刀切的感覺。這讓她覺得：「原來能正常咳嗽也是幸福的！」

人要到失去了健康，才知道健康的可貴。

在整個過程中，她一直沒讓任何人知道，一個人默默承受壓力與恐懼，直到開刀前，唯恐一去不回，才告知家人。開刀時，在台中醫院實習的女兒無法請假，遠在屏東的兒子趕了回來，小叔夫婦也來陪伴。

手術順利，但醫生保守的態度還是令她非常擔心，即使她其實了解醫生習慣「報憂不報喜」，不講樂觀狀況，也不對病人承諾，免得招來醫療糾紛。

後來朋友送來一大堆光碟和書。老同學知道她開刀後，也來鼓勵她勇敢面對生命和病症，「既然已經發生了，就只有面對它、處理它。」這些話，她以前也說過，用來勸別人，但當自己聽到這些勸慰的話語時，才感覺到那是多麼單薄的話，對舒解如大山般壓下來的恐懼幫助不大。而光碟和書，雖然描述了每種癌症的狀況，但畢竟每個人的體質不同，心境也不一樣，她根本耐不下性子去一一對照。

力圖振作重回生活

經歷過外科手術後，她接受了化療，並決定：「如果以後再發現癌症就不會再做化療了。」因為如果化療有效，癌症就不會復發，「這證明化療不可能殺死癌細胞，為什麼還要繼續用！」

不過，後來她看了許達夫的《感謝老天，我得了癌症》這本書，歸納出一個心得：要與癌細胞和平共處，又看到一篇文章，提到一個觀念：其實自己就是最好的醫生，要把自己的情緒管理好，免得誘發癌細胞。這些話令壓力大、長期失眠的她頗有體會，但她還是常會感到恐慌，心裡總是空蕩蕩的。

她一個人忙進忙出，努力要回到生病前的人生軌道，一兒一女都在外地讀書，沒有家人相伴。開刀前怕影響診所，所以她什麼也沒說，同事根本不知道她去醫院動了大手術，還以為到外地旅行，只是對她無法開口說話感到不解。一直到一個知情的朋友來找她，同事們才知道她因癌症去開刀，大家都震驚不已。

因為醫生交代不能提重物、做重活，她請了一個看護。有次過節，她讓看護休假回家，開始自理生活，煮飯、整理家務、清潔打掃都自己來。每天依然早出晚歸，只有中午在診所的休息室休息一下。

生活看似和病發前一樣，其實已大不相同了。

讓她覺得難堪的是發不出聲音來，後來勉強去試，嘶啞難聽，到菜市場買菜時，竟然被年輕的攤販模仿、訕笑，讓她心裡

猶如滴血。到後來，她只好改用筆談。

　　手術兩個多月後，因為身上的兩顆腫瘤太小，西醫沒有開藥，她還是忐忑不安，於是去看了一位頗有名氣的中醫師，每次看診所費不貲。然而，不久之後，她發現身上的腫瘤從兩顆變成三顆，雖然很小，但仍心慌害怕，對方也無法提出令她信服的解釋，推說可能早就存在。大失所望之下，她失去信心，再也不去了。

　　後來，一位患了胰臟癌的朋友介紹她去學長生學，這是利用能量醫學原理的一種氣功和穴位的配合來調理身體的功法。初次去長生學時，師姐一句關心的話：「妳這麼年輕怎麼會得癌症？」打開了她一向緊閉的心扉，所有的委屈宣洩而出，師兄、師姐都來安慰她。

求自強，境隨心轉

　　本來很ㄍㄧㄥ及凡事悶在心裡的個性，漸漸地改變了。她先上了長生學初級班，又上了中級班、高級班，一有空就去。有一次，她被蜈蚣螫到，時間太晚，求醫不便，她用長生學教的功法來解決，想不到效果不錯，不再疼痛。後來她也用這辦法來「對付」新長出的第三顆腫瘤，效果也不錯。

　　長生學的功法要求靜坐。她剛開始時思緒很亂，雜念很多，一坐下來就想東想西，根本沒辦法靜坐，然而，漸漸的，心情慢慢沉澱後，頭腦也逐漸放空。

　　現在早上起來，她都會簡單按摩雙手和顏面的穴位，晚上利用儀器來拍打全身穴位；但在拍打時，她會小心避開胸部和淋巴結的穴位。除此之外，還會每天找機會靜坐半個鐘頭，放鬆坐著，背部挺直，舌尖抵著上顎，以腹式呼吸進行深呼吸，每次吸進的空氣在腹部停留大約七、八秒，再慢慢地將氣吐出去。

　　深呼吸時，腦袋裡同時想著吸收宇宙的能量，從頭部往下，經過肝、肺、腎……，將不好的「氣」帶出去。如此一來，她才不會胡思亂想，去想一些其他的事情。習慣之後，可以很快就進入靜坐的狀態，情緒也能緩和、平靜下來，整個人都很舒服，還可以幫助睡眠。

　　靜坐對她的心情幫助很大。以前她愛生氣，不管是生悶氣或發洩出來，常常發作，診所裡的員工也都很怕她生氣。現在，當情緒起伏時，她會運用吐納來進行深呼吸，並且告訴自己：「不要生氣，生氣會產生毒素。」

　　在女兒的建議下，她開始來台北市立聯合醫院的中醫院區，看許中華醫師的門診，並且開始做義工、參加癌友會的活動。參加活動不但讓她對癌症的了解更多，產生安全感，增加了信心，心情也開朗不少。每次在聚會中聽完《觀世音菩薩普門品》後，都覺得很平靜、很放鬆。

　　癌友的分享，帶給她支持和力量。

掃山路，掃去憂懼煩惱

她一直喜歡運動，但以前喜愛且行之有年的游泳健身，擔心自來水中的氯氣問題，因而停了下來，換成了利用上班前的晨間在社區附近的山區走路、做健康操。

這些活動對她都有很好的幫助，但曾受過傷的腳不能過度運動，走太多的路也會疲累。後來，她開始做一件很特別的事情，就是趁閒暇時去清掃環繞社區登山小徑上的落葉。

這些事，本來就有一些熱心的山友在做，她每次行走在乾淨的山路時，常心存感激，想不到自己後來也加入了「利己利人」的淨山活動。

每次花半個多小時的時間掃路，雖然運動量不算很大，但也會出汗。重要的是，掃地時，心中的煩惱與不快，好像也可藉掃地的動作慢慢地一掃而去。掃完山路，洗個澡，覺得很輕鬆。

有時下班回家，看天色還早，她也會跑去掃山路。有一次，鄰居看到她在掃路，跑過來說：「我說怎麼落葉越來越少，原來是被妳掃乾淨了！」「辛苦妳了！」她高興地笑了起來，心想：「是不是這就是歡喜做，甘願受？」

在以前，這根本是不可能的事情。

以前先生生病時，她曾到處求神拜佛，甚至願意折壽給先生，但依然毫無用處，風光的人和事業難逃折戟沉沙的命運。一個人走在世間路上，感受到生命的脆弱、自己的渺小以及面對死

亡的恐懼和無助，既孤獨又無奈，有時觸景生情，卻只能聽著一些不著邊際的安慰，強顏歡笑，眼淚往肚裡吞。後來，她學會了勇敢拒絕，本來不好意思不去的親友聚餐都不再參加，以免帶給自己無形的壓力。

有一次，朋友又在勸她，她終於忍不住爆發：「你不是我，根本不知道我心裡有多痛，才能講得這麼輕鬆、容易……」朋友只好說：「日子是妳在過，妳要快樂，還是痛苦，也是要自己決定。」仔細想想，朋友說得也沒錯。朋友帶她去廟裡拜拜，一、兩次後她就不去了。但她常常隨身帶著《普門品》，有機會就念經。她現在發現，心情慌亂的時候，念經能夠幫她緩和情緒。

從自己生病時的一些心情變化，她也看到了生命的強韌，學會了謙卑，懂得了要尊重生命。

勇敢終結壓力源

她也一再告訴自己，為了孩子要振作起來，做一個健康、快樂的母親。一雙兒女在父親過世、媽媽生病後，變得有些神經質，她都看在眼裡，心想：「我要快快樂樂過每一天，開開心心地過日子，過一天就賺到一天。」

後來，她發覺診所是她的主要壓力源，而許醫師的一番話打動了她：「癌症就像一顆種子，每個人身上都有，供給它養分、水，它就會長大、發芽。」許醫師叫她不要倒果為因。

診所的人事成本高，房租一個月十幾萬，競爭激烈，一個月

沒有上百萬的收入很難打平，但健保給付並不理想，得依靠自費
項目來填補，經營壓力很大。每到天候不佳、客人稀少時，心裡
就發慌。而且醫生很難管理，只得放低身段，和顏悅色。朋友勸
她放手，交給別人管理，但她不放心，還是努力撐持著。

　　直到有一天，女兒的一席話警醒了她：「爸爸有那個賺錢的
運，但沒有那個命；而媽媽雖然也有賺錢的運，但到底是要命還
是要錢？不要賺了錢卻沒有命享用！」她想這話也對，壓力越
大，身體毒素越多，助長了癌細胞肆虐。好朋友的一記當頭棒
喝：「還不把診所收了！妳是死要錢，不要命了！」讓她掙扎。

　　「到底要不要做下去？」舉棋不定了一年多，朋友說：「妳
再這樣下去，小心癌症從零期、一期變成更多期！」終於，趁著
租約到期的契機，她決定放下這個壓力的來源。

　　這個決定一做，她馬上覺得好輕鬆，忽然體會到「放下真工
夫，看破真學問」這句話。原來，人還是活得越簡單越好。壓
力一去，心情開朗，朋友見了都讚她：「臉色、氣色都不一樣
了！」「看起來氣色好好！」不再恐慌之下，她有時甚至忘了身
上還有兩顆腫瘤。

越簡單越快樂

　　放下之後，不但生活反璞歸真，飲食力求簡單、健康，並且
積極以中醫治療癌症，「有一個很棒的醫生，給我很大的信心、
安定的力量，現在我不認為癌症是敵人，甚至忘了它的存在，心

境完全轉變。」

　　經歷了這麼多事，她覺得生命就像讀一本書，不經意間會錯過一些東西，如果認真去讀，常會讓人忍不住流眼淚。

　　還好，她總算抹乾了眼淚，重拾失去已久的樂觀與開朗。

許醫師解析：

　　甘素娥在罹癌初期比較負面，加上又要投注精神、心力、時間於丈夫遺留下來的診所的業務，十分忙碌，壓力很大。而且，先生過世、孩子在異地求學，無法陪伴身邊，讓她的生活整個亂掉。

　　雖然悲傷，但她慢慢改變生活方式，學習放下，心也慢慢安了。尤其是最後果決地將診所收掉，斬斷了壓力源頭，雖然收入減少，但生活比較悠閒，對疾病確有幫助。而且，她還參加了一些正向的團體，交了一些好朋友。因此，她的治療很成功，一個腫瘤不見了，還在的腫瘤也鈣化了。

第十八章
助人自助得自在

人物：蔡維國。男。五十多歲。
病歷：罹患口腔黏膜臉頰癌和口腔癌。
個性類型：本來是個急性子，後來慢下來了。

　　第一次見到蔡維國，是在中醫癌友會參觀法鼓山的活動中。

　　午餐時，他坐在我旁邊，當大夥開動時，他拿出一把隨身攜帶的小剪刀，將碗裡的菜剪成一小塊一小塊；看到我在注意他的動作，對我笑笑，指指自己的嘴巴，再指指碗裡的菜：「剪小塊比較好下口。」我這時才注意到他是口腔癌的癌友，右臉頰因動手術而有明顯的疤痕，嘴巴也縮得小小的，只有一般人一半大小。

　　他旁邊是得了食道癌的癌友，進餐的速度很慢，團體活動時進餐時間有限，頓時心急起來。他馬上安慰對方：「沒關係！慢慢吃，不要緊張，我們就吃少一點，配合大家時間，出去時再喝點牛奶補充營養。」對方才安心繼續進食。

　　那次活動，他抽到一支「得心自在，境隨心轉」的籤，讓他非常高興。這八個字彷彿說明了他從得到癌症到克服癌症、與癌

共處、並進而幫助其他癌友的過程。

措手不及的噩耗

口腔癌的癌友中，許多人是菸、酒、檳榔不離口，來自雲林斗六的蔡維國也不例外。但他從來沒想到，自己因此和癌症當中最難纏的口腔癌扯上關係。

他從初中就開始抽菸，菸齡長達四十多年，婚後從事餐飲工作，身兼老闆和廚師，人手不足，必須事必躬親，兼顧內外場，體力不濟之下，於是用檳榔來提神，後來上了癮。雖然量不算大，但長期下來，還是侵犯到了口腔。

蔡維國的餐飲生意是從基隆廟口的炸雞店開始，生意不錯；後來改在愛四路口開牛排店，賣平價牛排，做了十多年，生意有聲有色。那時他開了兩、三家店，每個月光房租就要五十萬，工作量非常大。

生意忙，客人多，他又是急性子，常因員工的效率不夠而生氣，罵東罵西的畫面不時在店內上演。

做餐飲時，每天早上最晚八點前就要開始準備了，做到晚上九點打烊，收拾完也要十點、十一點了。後來，他把事情交給手下人去做，開始交際應酬，飲酒作樂。

五十歲時，因為長智齒，口腔出現潰爛、疼痛的現象，一直好不了，吃了消炎藥消下去，但過了一段時日又復發；反反覆覆，後來感染到右臉頰的淋巴結，並長了「一顆東西」，他才發

現不對勁。

　　一開始，他雖覺得情況不太對，但抱著鴕鳥心態，加上生意很忙，一直拖著沒去檢查，到最後拖無可拖，於是在朋友介紹之下，去了萬芳醫院做切片檢查，結果出來腫瘤是惡性的，已經超過四公分了，屬於第四期。

　　口腔癌一般動的手術都滿大，只要動刀，對顏面神經的損傷都很大。以臉頰癌來講，每個人的部位都不一樣，有的人手術後還要補皮。他患的是口腔癌中的口腔黏膜臉頰癌，得此病的癌友有的會長到舌頭，有的蔓延到骨頭，要整個切除。他知道不妙，但完全沒料到情況如此惡劣。

　　醫生要他馬上住院，馬上開刀。他傻了，情況太突然，一時之間也不知道害怕，或不知道該害怕些什麼？

最難熬的一段時間

　　手術後，他才知道情況的嚴重和害怕。在口腔內動手術，並把整個臉頰掀開來清除癌細胞，術後紅腫不消，他形容：「臉腫得像豬頭一樣！」他不准員工來醫院探望，除了家人之外，一律謝絕訪客。家人對他的要求只有一個：「你要好好的活下來！」

　　因為長期喝烈酒之故，醫院加重了麻醉藥的份量，結果令他產生幻覺，精神錯亂，當場在病房發神經。當他在加護病房醒轉過來，第一眼看到的是他的祭堂已經安排好了，看他醒來才匆忙收拾。於是他問護士：「我是不是已經往生了？」護士回他：

「沒有啊！你神經病！」

出院後，還得進行電療、化療，這也是最難熬的一段時間。普通口腔癌的病人能否走得出來，就看這段時間的經歷。妻子不但沒有在生病時照顧他，反而選擇在這段時間提出離婚，想離開他。

蔡維國說，口腔癌的病人不外乎兩種命運；一種是家庭支離破碎，一種是有家人支持，但前者的比例遠超過後者，他自己就是最好的例子。

因病造成家庭破碎，著實令人心酸。得到口腔癌的癌友，顏面受損，產生自卑心理，很難走出來面對人群，要出外工作更是困難，連連受挫之下，脾氣會變得越來越暴躁。

他以自己從事的餐飲為例，如果在外場工作，誰敢請一個顏面受損的癌友？可能客人看到都不敢進來。如果是在內場工作，口腔無法停止流口水，而且廚房的油煙也不利病情，可能會令癌症復發。即使身為老闆，情況也好不了多少，太太下堂求去，他乾脆離開基隆跑到台北，在國泰醫院對面重起爐灶。

從開刀到治療的兩年半當中，他不知道自己一個人如何來承受這些壓力？妻離子散的局面，一度讓他心灰意冷，若非還有宗教信仰，他可能真的深陷其中，走不出來。

轉變從病後開始

身為一貫道的信徒，他對於自己的遭遇並未怨天尤人，反而心念一轉，看事情更明白透徹。他沒有怪別人，認為自己是「自

作孽」，種因得果，才會得此下場。

　　他說，大部分的道親都很「自愛」，像他這樣菸、酒、檳榔全來的人很少，但為了交際應酬，有時不得不隨俗。得病之後，他痛下決心，一個月內將惡習全戒掉，徹底了斷。而且，他比以前更常去佛堂。

　　後來，連以往愛吃的肉類也很少吃了，盡量多吃蔬果和堅果，並且鼓勵其他病友也這麼做。

　　他對於自己為何得到癌症？如何面對癌症？如何進行復健？的常識都一無所知。口腔外科醫生開完刀後，沒有教他如何復健；耳鼻喉科醫生只是檢查，看看癌細胞的情況；至於如何復健、補充營養，他們只輕描淡寫地交代了一句：「如果需要可以去找復健科。」如此而已。

　　即使去問護理師，也問不出名堂，也沒有社工來進行輔導，他想：「這樣不行！我不能連自己得什麼病都不知道，連醫生的話都聽不懂！」

　　他得知和信醫院舉辦有關口腔癌的醫療和營養的講座，於是常去聽演講。有一次，有人拿了一本陽光基金會的手冊給他，上面講到口腔癌病友的復健。他覺得自己需要復健，於是去找陽光基金會，希望能幫他走出來。

和癌細胞和平相處

　　過了近四年，他左頰也出現類似的情況。因為經過電療、化

療，口腔肌肉組織纖維化不說，牙齒也出現鈣化的現象，並且逐漸變形，而且和口腔內側長期摩擦，產生潰爛。這次他學乖了，到醫院進行切片檢查，原來出現病變。此外，淋巴結也呈現圓形，而非正常狀況的橢圓形，醫生判斷情況不妙，馬上動手術，將左頰的病變部分和淋巴結一起切除。因為即早發現、迅即處理，左頰的部分恢復良好，從外表看起來沒有什麼異狀。」

　　過了一年，在追蹤檢查時，又發現癌細胞已經轉移到肺部，不幸中的大幸是腫瘤才一公分多而已，因為不想動手術拿掉一部分肺葉，隨即在和信醫院進行電療、化療。

　　開完刀後，除了消炎的抗生素外，也沒藥可吃。在偶然的機緣下，他在台大醫院聽到許中華醫師的演講，對「西醫攻邪，中醫扶正、調理」的論點相當認同，便開始前往看診，以中藥調理身體，增長元氣。

　　更大的收穫是他聽從了許醫師「和癌細胞和平相處，各安其位」、「不要吵它」的建議，沒有進行積極的、具侵略性的外科手術。他認為，藉著如中醫癌友會的心靈輔導，可以轉變病人的觀念，讓病人的心靜下來，接受治療。

　　宗教信仰令他有勇氣去面對自己的癌症。「生命就像是一張紙，風一吹就飄走了。」他說，親眼看到許多癌友的消逝，感傷之餘，讓他更珍惜生命，「如果能夠多活一天，就多盡一天的心力。」

從助人而達到自助

　　為了維持體力及肺部健康，他開始把生意交給大姐、二姐，「反正能賺夠吃就好了」。

　　開完刀那段時間，他每天早上五點半就去公園運動，維持身體的活力，這對培養自己的免疫力及傷勢復原有很大的幫助。他每天都會碰到一位同樣來運動的阿婆，和他打招呼的第一句話都是：「我們又賺一天了！」他聽了，心裡有很大的觸動，「今天很難得，所以我一定要快快樂樂地過完今天。」

　　運動完，吃一頓營養豐富的早餐，然後就按照每天的行程出門。他參加了三個團體的志工，每天都可以找到事情去做。他說，反正絕對不要窩在家裡，否則情況一定不會好，「有機會就要走出去，讓自己攤在陽光底下。」

　　口腔癌的癌友通常無法做太激烈的運動。在朋友的陪伴下，他常去爬山，訓練自己的耐力和體力；他還學習楊式太極，簡單、易學、實用、柔和而不激烈，就和氣功一樣，運氣時帶動五臟六腑，對於內臟的運動相當好，尤其對開過刀、植過皮、組織做活瓣移植的人來說，也可以應用。因此，一有空就會做。

　　晚上九點一到，他就上床睡覺，睡前聽一些音樂，或氣功引導，都可自然睡著。絕不熬夜，「一熬夜，馬上就會復發。」他認為，熬夜對免疫系統傷害很大，而免疫力一降低，就容易生病。起床後，他會輕輕按摩臉頰，讓睡眠時腫起來的臉消下去一

些。如果發作，開過刀的地方馬上就會紅腫，一碰就痛。這種情況下，馬上就得去找醫生。

除此之外，他問自己：「我還能做些什麼？」

痛苦的口腔癌

雖然得過三種癌，但蔡國維卻不覺得癌症有多可怕，關鍵是要怎麼走出去。所以他說：「癌症不可怕，只要你即早發現，勇敢面對。」如果更早發現，「連化療都可以不用做！」

他說，常常是病沒有折磨死你，卻嚇死自己；而一般人上網或看書，未必能夠得到有效、正確的資訊。他認為，最有效的方式就是由有經驗的病友將經驗分享，彼此鼓勵。

在所有的癌症當中，蔡維國認為口腔癌是最難受的一種，許多人因受不了而輕生；口腔癌不但傷己，對家庭的傷害也很大。他舉榮總口腔醫學部主任高壽延教授說過的話：「寧願得任何一種癌，就是不要得口腔癌。」高教授並非對口腔癌友沒有愛心，而是他看多了口腔癌友的痛苦，遠超過其他的癌症。蔡維國又說，有的癌友臉頰切除掉，要用補皮或活瓣移植的方式來整型，更是受罪。「但是也有讓人啼笑皆非的時候。」他說，許多活瓣移植要將身上的皮膚補到臉上，所以會看到一些癌友的臉頰上出現「刺龍刺虎」的刺青。

還有的人，癌細胞已擴散到骨頭裡，一直流膿不止，已經一、兩年了都還沒好；甚至於整個下顎拿掉、舌頭切掉的也不

少。這些人進食很麻煩卻一直想吃東西，但就是沒辦法，講話也不清楚，或根本沒辦法講話，「真的很痛苦！」十個口腔癌的病人，八個要藉助安眠藥入睡。

而且，口腔癌癌友中大約六成以上是勞動階層，從事粗重的體力工作，很多人都是菸、酒、檳榔不離手，所以罹患口腔癌的機率高。罹病後無法工作，少了收入不說，生病的開銷十分大，光是含營養補充品的牛奶，一箱六至八瓶，就要兩千多元。而在家療養，光是定期換藥，一個月就要三萬多，經濟壓力相當大，全家都很痛苦。因此，常常有人得到口腔癌後，接踵而來的就是妻離子散的局面，而要如何繼續活下去，付貸款及撫養子女，又成了大問題。

如果能夠應付經濟問題，口腔癌的癌友存活的機率才比較高。經濟情況不好，很快就「再見」了。

參與志工的行列

口腔癌友的口腔很脆弱，也不容易清潔，如果衛生習慣不好，易受牙周病等感染，復發率很高，常常需要開刀。

而且，掌握治病時間很重要，不能因為害怕而耽誤治療時機。他最近一次進榮總開刀，在住院時見到同病房的癌友，因為一天要開十幾個小時計程車，口腔癌復發，臉都腫起來了，正在重新做檢查。他警告這名癌友：「口腔癌跑得很快，你這樣很危險！」結果這名病友，雖然身材壯碩，但沒多久就死了。

　　癌友不但在肉體上承受痛苦，精神和心理也承受了極大壓力，所以有的人寧願選擇自殺。據蔡維國估計，有六成的口腔癌癌友都窩在家裡，很少外出，但痛苦並不見得會隨著時間而改善，他認為，病人必須學會「轉念」，把心情放寬，好好調理自己。

　　看到台灣各地因嗜吃檳榔而造成的口腔癌嚴重情況，他暗自慶幸：「還好！上天留給我這條路，我要盡點義務。」後來，他去許多醫院擔任志工，結合了醫護、社工、營養師等專業團隊，在台北榮總等地成立鼓舞頭頸癌病患及家人的「頭頸愛支持團體」。

　　他每天都會去榮總、台大等醫院，主動關懷頭頸癌的癌友，解答他們的疑問，鼓勵他們參加活動。有時一些回家休養的癌友如果走不出來，管理師也會請他上門拜訪、鼓勵他們，他也義不容辭去做。碰到心情頹唐的癌友，他都會以「過來人」的身分來開解對方心情，「你自己不積極的話，什麼事都放心裡，不去請教人家，誰都幫不了你！」

　　很多口腔癌復發的原因是因為戒不掉菸、酒、檳榔，病況才好些又重新抽上、喝上、吃上，蔡維國會將自己一次戒掉的心得說給他們聽，說明「轉念」的重要。

　　他說，其實心理建設很重要；口腔癌的類型很多，其中有很多癌友割了舌頭，少了舌頭或嘴巴，只能灌食，食不知其味，一世人如此，情何以堪。他介紹癌友相關的中醫理論，鼓勵他們

以中藥來調理元氣、身體。在他「你要把自己的身體調理好，才有辦法走出來」的鼓勵下，效果相當不錯。相對地，他也很坦白地告訴對方：「如果不去調理身體，心情又不好，那你很容易掛掉！」

如果碰到有些病人親屬對癌友無微不至的照顧，連從病床上起來都會跑來扶，他也會坦言相告：「不可以這樣子，這樣會害死他！要讓他獨立！」他還會斥責癌友：「懶到像你這樣，病怎麼會好！」

因為癌症要好，要靠自己。

境隨心轉，宣導助人

2013年4、5月間，他配合陽光福利基金會口腔癌宣導活動，和另兩位口腔癌癌友（其中一位罹癌十三年，復發加整型手術動了二十六次，舌頭都割掉了）一起到台灣十九個縣市拜訪各地衛生局，舉辦座談會，宣導口腔癌的篩檢和防治，「要記得定期去做篩檢，早發現，早治療。」目前，台灣各地都有宣傳口腔癌防治觀念的宣傳隊。回來之後，北醫、台大、榮總的醫生都來為他們慶祝，稱讚他們「勇敢！」

他們全程都騎著摩托車奔波，一路風塵僕僕，下榻的居所和吃食也很簡單，甚至有時三個人睡兩個床鋪。回到台北朋友見到他，不但未顯露風霜之色，反而精神奕奕、神清氣爽，忍不住問：「怎麼跑這一大趟下來，精神和氣色比去之前還好！」他

說，最大的原因，就是因為「境隨心轉」。

　　他盡心盡力的參加陽光基金會的活動，因為基金會出錢出力，幫助這些口腔癌癌友，不但發牛奶等營養補充品，還會發救濟金、獎學金幫助清貧家庭或學生。參加這些活動，「幫自己也幫別人」，他覺得很開心。

　　對於現在的生活，他很滿意：「我過得很快樂！比以前快樂多了！過一天就賺一天！」

許醫師解析：

　　蔡維國病情的最大改變，在於他決定開始幫助他人，自利而利他。

　　因為開始愛別人，於是忘掉了自己的悲傷與恐懼，得到新的力量。他走出圈制自己的恐懼高塔和悲傷城堡之後，改變了生活方式，每天都忙著助人，因此過得很快樂；周遭的家人、朋友看到他的改變，比以前更健康、更快樂，也為他高興。

　　身上雖然仍有癌細胞，但在他做出了改變，活在積極、助人、樂觀的正念當中，這些癌細胞就像冬眠的種子，不會發芽，也不再長大。

第十九章
以愛奮進的「抗癌鬥士」

人物：楊運德。男。五十多歲。

病歷：血癌。

個性類型：有主見，樂觀。

有一次，一個病友剛發病，住進台大醫院，當時也在台大住院的楊運德前往探視。台大醫院普通病人沒有病人服，一般都穿自己的睡衣，當這名病友看到穿著睡衣的楊運德時，愣了一下，問：「你是病人嗎？」「我是病人。」「怎麼看起來一點都不像！看起來那麼樂觀？！」

兩人聊了起來，病友說起他擔憂的事，怕朋友知道他得了血癌。「很簡單，你只要多說一個字，就解決了這個問題。」楊運德建議他，「只要說是白血病就好了！」還沒等對方開口詢問，他就回答了對方的疑問，「知道的人就知道，不知道的人會以為病和癌之間仍有一段距離。」

楊運德能夠很快回答這問題，因為他之前在慈濟醫院做過很長一段時間的志工，知道這些外人看來雞毛蒜皮的小事，在癌友眼中卻很重要。

何況，他自己也是一名血癌患者。

這一世的債這一世還

小時候，楊運德的四個兄弟姊妹中，外公最疼姊姊，爸爸最疼哥哥，媽媽最疼弟弟，媽媽安慰他說：「不要緊，你在家中若沒人疼，可到外面讓別人疼。」媽媽的話，楊運德記得很牢。當他得知自己得了血癌時，腦中第一個浮現的就是媽媽成天掛在嘴邊的：「這一世人欠的，要在這一世還，不要拖到下一世加倍拖磨。」

從小歷經各種艱苦、貧困的環境，遍嚐人世辛酸，楊運德藉著媽媽過世時，採用佛教儀式的機緣，從1996年開始在慈濟醫院當志工。那時，他常拿證嚴上人的話：「把病交給醫生，把心交給菩薩。」來勸慰病人，病人對這些不痛不癢的話卻不領情，「你講得很輕鬆，反正生病的也不是你！」

因此，罹癌時，他告訴自己：「今天輪到我生病了，如果我能做得到，我就經得起考驗；如果連我自己都做不到，那就無法通過這一關考驗。」

當時，楊運德負責替慈濟功德會收陽明山地區的功德款。4月22日得知自己生病，他第一個動作不是去安排醫療手續或安撫家人，而是打電話去慈濟，請人代替他去收功德款，以及趕快去繳交已收來的功德款，「想到萬一我走掉，這些款子沒交上去，那我下輩子要還不完了！」

　　因為從小撿別人的舊衣服穿，楊運德曾告訴自己：「長大後絕不穿別人穿過的衣服。」他很注重外表、穿著，每到換季打折，都會去採購很多衣服，一次花上三、四萬元也不手軟。而且，即使自己穿不了，送人也開心，最後連同事都看不下去，勸他：「你可不可以不要再買了？」他卻回答：「以後我死了，買兩付棺材，一付裝我，一付裝我的衣服，要你管！」但當同事需要時，他會把全新的西裝和仍未拆封的襯衫、領帶送人。

　　但去了花蓮慈濟後，有位師姐的話：「如果一個月省買一套衣服，就有能力去幫忙人家。」感動了他，從此他不再亂買衣服，轉而將這股熱情用來幫助人。

　　楊運德剛血癌發病時，是在2009年4月18日，當時他已經當了十三年的志工。

猝然而至的噩運

　　那天，是搬新家的頭一天。在搬好、整理好之後，他開始不舒服、發燒，但同住的長輩認為喬遷新居時，最好不要看病吃藥，他想：「忍一下，應該會過去吧！」

　　結果，他始終高燒不退，在家躺了足足兩天，根本爬不起來。20日晚上，太太堅持要他去看醫生。他騎了機車去診所，醫生誇他：「你很神勇！」「為什麼？」「因為如果一般大人發燒到這種程度，應該是叫救護車送到大醫院去，你居然還能夠自己騎車來看病，真的很神勇！」

　　那天晚上，吃了醫生開的藥昏昏睡去，半夜摸黑起來上廁所，覺得怪怪的，打開燈，才發覺馬桶裡全是血。那時他還不知道怕，以為是吃了藥的關係，尿液才會呈現紅色反應，本想多吃幾次藥再看看，結果一整天的尿液都是紅色，而且一看就像是血，但他不知道如何和家人開口。

　　他太太在台大醫院工作。22日上班前，他才告訴太太：「我今天想請一天假。」太太覺得很奇怪：「你請假幹什麼？」「我跟妳去台大好不好？」「你跟我去台大幹嘛？」「我去看醫生啊！」在台大醫院血液科病房工作的太太，這才發覺情況不對，問：「你為什麼看醫生？」楊運德很老實回答：「我血尿。」「那你大號情形如何？」「大號很黑。」「那這樣你有血便。」

　　到了醫院，太太幫他掛急診，還惹得他不快：「幫我掛門診就好了，掛什麼急診！」太太堅持：「不行！」「為什麼不行？」「因為你血便要掛腸胃科，血尿要掛泌尿科，到時跑來跑去，怕你受不了。」講完，還加了一句：「沒差那些錢啦！」

　　本來實習醫生以為他是胃潰瘍，但一抽血檢查，醫生告訴他：「你的血液有點問題，紅血球還沒有成熟，就從骨髓裡跑出來。血小板也不夠。」太太聽了，打電話到血液科病房請假，護理長問她：「為什麼要請假？」她一開口就哭了起來。

　　其實從半年前開始，楊運德就經常覺得累，一咳嗽就咳不停，而且如果不小心碰撞到，皮膚上都有一大片瘀青，不容易消退。但一向很少生病的他，忽略了此一警訊！

你得的是血癌！

急診室跟血液科匯報後，血液腫瘤科的住院總醫師和護理長馬上從十二樓下來，要求立刻抽髓化驗。正要抽骨髓時，他想要吐，太太趕快遞塑膠袋給他，結果當場吐了一袋的血，總醫師見狀，說馬上抽骨髓，馬上化驗，「如果是血癌，要立即用藥，否則會來不及！」

抽了骨髓化驗後，醫生告訴他：「你得的是血癌！」乍聽這消息，他整個人都傻掉。接下來，他只記得自己躺在活動病床上，被人推著，跑向十二樓的血液腫瘤科。

醫護人員的動作很快，病床就定位後，裝上中央導管，止血針、抗生素、類固醇，加上氧氣罩全都上了。他只能任醫生擺布，既無力反擊，也不能說不要。

血癌分為骨髓性和淋巴性血癌；骨髓性血癌分七型，淋巴性血癌分三十幾型，每一型的症狀都不一樣。他得的是骨髓性三型（M3）的急性骨髓血癌，算是血癌中較輕微的一種。醫生告訴他，一般正常人的血小板數目是12萬至40萬，當時他的血小板只有22000，所以失去凝血的功能。又說，從病發日算起，危險期七天，如果能夠挺過，病情才穩定下來；如果七天挺不過，「那也不用治了！」

獲悉噩耗的楊運德和太太抱頭痛哭，對前途一片茫然、害怕。接下來的幾天，化療的過程雖然難過，但從小在艱苦環境中

長大，個性堅強的他已轉換心情，恢復平靜，不再恐懼，反而開始思考：「爲什麼我把自己搞成這個樣子？」「怎麼會這樣子？」畢竟，血癌的發作和壓力以及生活方式息息相關。

他向病友透露心聲：「如果讓我在病死和意外死亡中選一種，我寧願意外而死，還比較痛快。」

用愛面對生命轉折

第一次化療時，家人很擔心，深怕他被感染，因此保護嚴密，不但在家裡和他保持距離，來家裡探望的人也都要戴口罩。

第二次化療時，隔壁病床的病友小莊，因感染而產生幻覺，白天正常，晚上會鬧。小莊以爲天花板上藏有一隻貓，還有人要偷拍他的照片，因此會鬧著要把貓抓下來，也不准有人偷拍他。楊運德幫忙安撫，還和看護小莊的親友輪班照護。

小莊需要移植骨髓，醫生說只有百分之四十的成功機會，小莊很沮喪。楊運德問他：「百分之四十和完全不做一點機會都沒有，你會選擇哪一個？你要不要賭？」接著說：「如果是我的話，我會賭。」出院前，他要求小莊一定要把實情告訴太太，「如果情況好，大家都樂於見到；但如果不如預期，起碼交代清楚了。如果你要離開，至少你的家人知道下一步該怎麼走。」

楊運德說的「交代清楚」，並不是放棄希望，而是能更安心的去接受治療、面對治療。把事情交代清楚，是不要在情況不好後，家人還要爲「他什麼都沒有說就走了！」而遺憾苦惱，而病

人也能心無罣礙的去接受治療。小莊照著他的話去做，但小莊的太太反而不願意談。

小莊不幸未能撐過。多年後，莊太太和仍維持聯絡的楊運德承認，其實她有一點後悔，沒趁手術前好好跟小莊談一談，否則至少可以為年幼的子女，留下一些可資懷念的文字、影音紀錄。譬如，留下卡片給女兒在中學、大學畢業、出嫁時的祝福，或者預錄一些爸爸的叮嚀。她後悔當時在逃避、恐懼的心情下，什麼都沒有做，「現在即使想做也來不及了！」

這次的經驗對楊運德深具啟發，並立下幫助別人「用愛面對生命轉折」的心願。

不像病人的病人

對於自己並不像一般癌友在初罹癌症時，有強烈憤怒和恐懼的反應，他認為最大的原因是自己接受癌症，與癌細胞和平相處。他想要以「同事渡」的心情，把自己遭遇的事情和克服的方法說出來，鼓勵際遇相同的病友。

以前因為家境關係，他曾得到許多好心人幫助，成年後也一直參加各志工團體，回饋社會。他知道，即使自己生病，依然可以做志工，在分享的過程中，幫助病友面對恐懼和恐慌，不用一個人躲在角落裡擔心、害怕。當立下這個志向，並且做好身後對家人的安排後，就未曾擔心過自己的病。

他每天過得嘻嘻哈哈，成了醫院最樂觀的病人，更實踐了自

己以前勸病人的「把病交給醫生，把心交給菩薩。」前來探病的朋友看他這樣，都大為吃驚，問：「怎麼看你好像都沒怎麼樣？」

他憤憤不平，開始敘述自己大吐血的經歷，看到朋友被嚇到的樣子就開心笑了。

同事打電話要來看他，他直接就回絕了，「你們來看我，一定要花錢，包個紅包什麼的，不然至少也要買個蘋果什麼的，那些都是浪費。不用浪費，也不用來看我，我會過得很好。」同事問何時出院，他說：「因為醫生還沒宣布假期結束，所以繼續住在這裡。等假期結束，我再告訴你。」

主動幫助病友

體會到心態對病情的神奇影響，在做第二、三、四次化療過程中，他結合了以往做志工的經驗，以「同事渡」的心情，幫忙病友，陪他們聊天，也和陪伴的親友一起照顧病人。那段時間台大醫院血液腫瘤科病房的氣氛十分特別，大家像是一家人一樣，互相都知道彼此的狀況，見面都會打招呼。

護理長跟他開玩笑：「真不好意思，還要你幫忙巡房。」主治醫師也打趣：「怎麼我每次巡房時，從沒看到你躺在病床上？」有一次還招呼他：「我現在要巡房了，要不要一起來？」他也回答：「你巡你的，我巡我的；因為你是專業，我是副業。」病人和病人家屬都很羨慕他：「你好樂觀，一點都不像

病人！」

　　雖然一開始發現癌症，也曾害怕、軟弱，甚至一度動過輕生的念頭，但他畢竟意志力夠堅強，負面的念頭，很快就被樂觀和照護他人的「副業」所克服。他會勸消沉的病友：「不要想太多，反正現在保險公司也不會賣保險給你了，不管是疾病險或意外險，你都沒辦法保，所以還是安心接受治療，想辦法把病養好最重要。」

　　這段期間，他根本沒想到自己是否能夠活下去的問題，而是想「該做的事情趕快做一做」。在第四次化療時，他還和病友一大早溜出醫院，去南陽街買「好吃的飯糰」，並就近參加中正紀念堂的升旗和降旗典禮。

　　一般血癌的病人要做五次化療，但楊運德做了四次之後，化療就結束了。醫生對此並未多做解釋，他有些疑惑，心想可能是樂觀的心情使病情痊癒較佳。再想到證嚴法師日常教誨的「懂得知足、感恩，就能體會幸福。」他就不再多想了。

　　病勢穩定後，又回到郵局上班，但精神、體力的壓力太大，竟然得了疝氣。2011年8月，他因疝氣回台大醫院手術，竟傻傻的問醫生：「可不可以早上（疝氣）開刀，下午做（骨髓）穿刺？或者上午穿刺，下午開刀？」醫生直接拒絕：「不行！我怕你會受不了。」「什麼受不了？」「痛得受不了。」手術完，他告訴醫生：「果然痛得讓人受不了！」

每一細胞都有見聞覺知

2012年，楊運德被台灣癌症基金會選為十位「抗癌鬥士」之一。他笑著說，被選為「抗癌鬥士」有一點兒諷刺，因為他從來沒有想要去「抗癌」。

與其說「抗癌」，他認為，罹癌的過程更像是自己和自己的意志力在對抗，譬如病友常會產生衝動的輕生念頭，這些有賴意志力去克服，反而癌症倒不用去擊敗、克服，而是當成身體的一部分，「和平相處就是了！」

楊運德剛住院時，看到淨空法師引述《曠野的聲音》裡說的故事，記載一名美國醫生跟隨澳洲土著生活、探險的經歷。書裡講到澳洲土著用來醫療一名因不慎跌落而骨折的土人的神奇方法；土著醫生將手放在骨折病人的傷處上方，沒有觸碰到皮膚，來回的移動，並對著傷處吟唱。美國醫生問他們：這麼做有什麼意義？他們回答，傷處的細胞受到了驚嚇，不正常了，所以唱歌，安慰它、勸導它，讓每一個細胞回復到自己的工作崗位。兩、三個小時之後，那支凸出體外的骨頭，就這樣退回傷口裡。第二天，跌斷骨頭的土著行動如常，看不出受過傷。淨空法師認為，「這是法性，每一個細胞都有見聞覺知，讓每一個細胞都恢復到正常，人就恢復健康。」

楊運德覺得很有道理，於是沒有去「抗癌」，試著與癌細胞和平相處，各安其位。

　　第二次化療時，他對著化療藥「小紅莓」說：「小紅莓，你知道我很討厭你，可是我還是要感恩你，因為你進入我的身體，把癌細胞帶走，讓我有機會恢復健康。」結果他不但沒有落髮，而且成效斐然。

　　血癌病人和其他癌症病人化療、開完刀後，住院幾天就可以出院、返家不同，每次療程可能要一個月的時間，有的病友要在做完化療後，把癌細胞清除乾淨，才能進行骨髓移植，但楊運德的運氣不錯，沒走到這一步，就連預計的五次化療也只做了四次。

　　按照計畫，他應該吃八次標靶藥，但副作用很明顯，他實在不想吃。當時他已經在看中醫調理身體了，徵詢了許中華醫師的意見，是否停掉第八次的標靶藥。許醫師勸他，標靶藥還是要吃，但服用中、西藥要間隔一小時，並用中醫替他調整不舒適感。果然，除了頭幾天有些不適，後來症狀也都消失了。

覺得自己很幸運

　　雖然在外人眼中，他「不幸地」罹患血癌，楊運德卻自認「很幸運」，因為菩薩冥冥中在保佑他。原本他打算中止保險，卻在到期的前一週發病，才能「幸運地」以保險理賠金來治療，不致造成經濟上的負擔。結束化療，他重回郵局上班。醫生曾勸他辭掉工作，找一個較為輕鬆的工作，但他回說：「我已經五十歲了，又得了癌症，有誰會請我啊！」更別說，還有房貸以及四

個孩子的生活費、教育費等種種壓力。

　　重拾工作，剛開始時還是比較難過。每天五點起床，六點上班，一天工作至少八小時，雖然後來調為內勤，體力上比外勤工作輕鬆些，但工作壓力增加很多，體重銳減，一度一口氣掉了十一公斤，只剩六十幾公斤，時常會出現體力不濟的情形，「有時蹲下去，要扶著桌子才爬得起來」，非常辛苦。

　　雖然面對這些危險的訊息，但他很坦然，「如果病情復發，走了就算了！」畢竟，他買了很多保險，足以讓家人不致有後顧之憂。聽到有病友復發的消息，他甚至還會想：「為什麼不是我？」只是，既然活了下來，生活總是得有一些改變。

　　從住院開始，他養成了聽佛教音樂的習慣，後來也以音樂安撫躁動、不安的心，隨著音樂旋律放鬆下來，在樂音中安然入睡。飲食上他也作些改變，依然吃素，但改吃五穀飯，盡量少吃精製的白米。

　　他也開始和朋友騎鐵馬健身，從蘆洲住家出發，到八里再往回騎。有時興起，從蘆洲騎到鶯歌陶瓷老街，看一看再騎回來，享受過程中的輕騎放鬆。他在朋友的邀約下，參加了住家附近的健康俱樂部，除一般運動設備，還提供瑜珈、有氧舞蹈、有氧階梯、有氧拳擊等課程，他也跟著大家做，做得樂在其中，滿身大汗，然後就去俱樂部裡的三溫暖洗澡、休息。休養期間，他還接受邀約，和朋友組團參加舞蹈比賽。

　　後來參加癌友會，聽了許醫師對於癌症的講解，他才恍然大

悟，原來自己的行為和想法，做到了與癌「和平相處，各安其位」，才能安然無恙至今，不禁笑了：「原來我真是一個幸運的人！」

許醫師解析：

　　楊運德的樂觀態度可以做為癌友的最佳教材。

　　他有無限的活力、無窮的戰鬥力，曾參加多個志工團體，主動幫助他人。自從參與中醫癌症病友會的活動之後，不但熱心投入時間、精力，更主動關懷新手癌友，提供經驗分享，因此被大家選為會長。有時我在門診看到需要關懷的癌友，打個電話請他協助，他從來不曾推辭，都是主動去協助。

　　楊運德以熱心公益的心，投入許多時間、心力和生命，花在關懷、照顧別人身上，這是他能走過癌症幽谷的原因。因為愛自己、愛別人、愛大自然，不但讓他產生了力量，更令他充滿智慧，做任何事都有事半功倍的效果。

　　他是值得大家學習的對象。

第二十章
九死一生的堅強

人物：蔡芬玲。女。四十多歲。

病歷：先是乳癌，後轉移成骨癌、腦瘤。

個性類型：內斂、堅強。

　　十多年前的某個5月1日，當時正在看電視的蔡芬玲，看到電視上持續播放的乳癌防治宣導短片，不知是被提醒，還是受到暗示，總覺得自己好像也摸到硬塊，還會疼痛。但是，她心裡並不相信那是「乳癌」的徵兆。先生見她擔心，勸她去醫院檢查。

　　她請了假到了馬偕醫院，一開始還不知該掛哪一科，當時醫院尚無腫瘤科，於是掛了外科。輪到她時，醫生一看，問了兩句，就對她說：「小姐，妳得到癌症，妳知道嗎？」她既不相信，也不服氣，回說：「你沒有檢查怎麼知道？」醫生於是向她解釋，因為在按到不同乳房部位時的痛感反應不同，他確定她是得了乳癌。

　　醫生交代她：「這要快點處理，妳明天過來，把先生也帶來。」

晴天霹靂

這晴天霹靂的噩耗當場把蔡芬玲嚇壞了。從診間出來，一直呆坐在候診室，大家都走了，她還坐在那裡不動，連護士都好奇問她：「小姐，妳怎麼不回家？」她呆呆地應了聲：「要……我要回家了。」

回到家裡，全家人哭成一團，哭了一整夜，無法接受這個結果，頻頻向命運發出不平之鳴：「為什麼是我？我又沒做什麼壞事！」

翌日，先生陪她去了醫院。醫生馬上做了切片，並且要求她盡快安排住院、開刀，爭取醫療時間。她進公司請假時，同事都勸她多看幾個醫生再做決定，但切片化驗的結果出來，證實她罹患了二至三期間的乳癌。

醫生要盡快開刀，但她考慮到小孩年幼，還在猶豫。5月6日，醫生通知她，已幫她安排馬偕總院的病床，要她盡快入院。住院後，醫生告訴她，因為他只負責開刀，為了更好照顧她，會把她轉進腫瘤科，同時介紹了腫瘤科的賴允亮醫師給她，賴醫師一見面就告訴她：「蔡小姐，以後我負責照顧妳，妳不要怕，也不要擔心。」賴醫師後來因為推動安寧病房有成，被稱之為「台灣安寧之父」。

當她還在住院、傷口仍未拆線、甚至連引流管都還在身上時，卻發現癌細胞已經轉移出去了。為了爭取醫療時效，賴醫師

說：「我們把握時間好不好？如果可以的話，馬上打化療。」她回答：「沒關係！你就盡量做！」

為兒子咬牙苦撐

　　為了爭取時效搶打化療藥劑，讓蔡芬玲吃盡苦頭，化療的副作用讓她又吐又拉，難過極了。

　　做完化療後，她問醫生：「像我這樣的狀況，還能活幾年？」「妳很care嗎？」「我總是要知道啊！」想了一下，醫生給出答案：「大概兩年。」蔡芬玲嚇了一跳：「啊！只有兩年？那我小孩這麼小怎麼辦？」醫生轉而安慰她：「不會！還是會有例外啦！也有人活超過兩年。」

　　她告訴自己：「我一定要撐過這兩年。」於是態度堅決地告訴賴醫師：「我絕對要成為那個例外。」為了這個承諾，她拚了全力，即使化療再難過也咬牙做完，為了維持體力，明明食不下嚥，而且吃完也會拉掉、吐掉，但依然勉強自己吃東西。她還告訴先生：「我們不能再哭了，孩子還這麼小，老人家年紀也大，我們要靠自己！」

　　從那一刻起，他們不再怨天尤人，轉而為家人及生存而堅強起來。她也要求家人：「不要把我當病人。」大家都很支持她、配合她。

　　顧慮到家中父母年邁，無法承受，所以她和先生將生病、動手術的實情隱瞞下來，只有兄弟知道。後來媽媽來醫院探望她，

問她：「妳為什麼要來開刀啊？」她還騙說：「因為生毒粒仔，會一直長，所以要割掉。」這套說法，瞞過了老人家。

術後治療吃盡苦頭

術後的化療和電療才真正讓她嘗盡苦頭，先做了六次化療，接著持續做了一個半月的電療，週間都要做，唯有週末才能休息兩天。類似陽光照射的電療，造成患部破皮、紅腫、潰爛等燙傷，為了避免感染，不能擦任何藥物或防曬油，只能淋涼開水來稍微降低不適感。

本來她應該做滿四十次電療，但做了三十多次後，皮膚燙傷愈來愈嚴重，連醫生都看不下去了，建議她：「妳要不要先回家休息，等好一點再來做。」她問：「好一點之後還要重新再做嗎？」醫生解釋，會重新評估情況，可能還要在原先基礎上再多追加幾次。蔡芬玲一聽，忙說：「那不要，我忍一忍，一次把它做完。」

想要照護六歲兒子的心願，成了她堅強力量的來源。即使化療、電療再痛苦，在親友面前，她仍裝得一付若無其事的樣子，而哥哥和弟弟也幫忙瞞著父母她得癌症的事。

折磨並未就此結束。電療做完了，還得再做化療，花了一年半的時間，才完成所有的療程，回家休養。

回家休養前，醫生提醒她，不管她信什麼教，最好要有信仰，但不要去聽別人講什麼，更不要吃偏方。然而聞風而至的朋

友、同學，卻提供了大量的偏方。她還在朋友的遊說下，抱著出現奇蹟的期望，坐飛機到屏東去求偏方，結果下肚後卻拉到幾乎虛脫。而且，偏方很貴，一帖藥一萬多，幾帖下來，花了一大筆錢。也有朋友熱心介紹「抗癌」保養品，如小麥草、明日葉等，但蔡芬玲的身體都無法適應，試了幾次，也沒什麼效果，後來都停掉了。

好不容易，她在士林找到一家提供將堅果、明日葉等打在一起的飲料，一杯兩百元非常方便。喝了一段時間，好不容易撐過了兩年，正為「例外」而高興時，卻發現癌細胞已經轉移到骨頭了。

從那時起，她深刻體會到，絕不能再聽別人講，自己只要配合醫生就好。

癌細胞轉移的骨癌、腦瘤

骨癌是因乳癌的癌細胞轉移到淋巴後再轉移到骨頭。蔡芬玲說，「還好骨癌用電療去電就好，不需要做化療。」因為她很怕化療的副作用。

一年多後，癌細胞又轉到肩胛骨，非常痛，「痛到我都不會形容。」即使臥床休息或夜晚就寢時，亦無法減輕疼痛，即使吃止痛藥也難以承受，「痛得我好想死，甚至想過自殺！」後來癌細胞轉到脊椎的腰椎第四節。醫生怕她的脊椎無法承受，要她穿上背架，並且替她打補骨針，以延緩骨質疏鬆的症狀。

但突然間，蔡芬玲無法控制自己，說話和行為出現了異常現

象，行為和言語和平常完全不一樣，像是變了一個人，會罵人，甚至動手打人。例如，她本來要回娘家探視父母，到了門口，卻說：「我要回家了！」連門都沒進就回自己家了。但這些事她自己後來根本不記得。有時一件日常小事，會被她放大解讀成一個很不合理的狀態；一件平常的東西，也會被她當寶貝一樣的抱著不放。

家人都覺得她變得「好奇怪、好奇怪」，堅持她到淡水馬偕，由賴醫師檢查。才做完初步檢查，賴醫師就說：「不行！這要馬上住院。」這時，她突然癲癇發作，整個人陷入昏迷。

醫院將昏迷的蔡芬玲送去做電腦斷層掃描，發現她腦部長了幾個瘤，大大小小都有，其中有幾顆位於組織深處，已經壓迫到了神經，若是動手術也會非常棘手，外科手術的路徑可能會對神經造成永久性的傷害，包括癱瘓、失禁、失語等。而且即使割除，醫生也無法保證不會繼續長出新的腦瘤。

醫院提出的醫療方案是先照放射線，讓腫瘤縮小一點，再用3D的中子刀（中子射線），避開主要的組織，從三條不同的路徑來對付腫瘤，如此造成的傷害及風險比較小。但醫院無法保證術後病人一定會痊癒，也無法保證不會造成傷害及後遺症，如智力和記憶力可能會下降，但至少生活可以自理。

鬼門關前走一圈

手術後，蔡芬玲被送進安寧病房，並陷入七十二個小時的昏

迷。

　　如果她能醒轉，就已經是奇蹟了，家人已經做好她可能會失憶、失智、失語的心理準備。在她昏迷期間，眼看已經瞞不住了，家人把她的病況告訴了父母，媽媽看她這種情況，默默去準備了壽衣，並帶來安寧病房。

　　住在安寧病房期間，適逢「怪颱」納莉侵襲，台北市處處淹水，捷運甚至被淹沒而停駛，家人擔心淡水馬偕安置在地下室的放射線治療設施被水淹毀，想不到台北市淹大水，淡水居然奇蹟似地沒有淹水。

　　當她醒過來時，正逢美國九一一恐怖攻擊事件發生不久，電視一再重播紐約雙子星大樓倒塌的鏡頭。蔡芬玲才從昏迷中醒來，看起來「傻傻的」，似乎意識仍不清楚，家人心裡忐忑不安，不知她是否能辨清現實和幻境。而她張口的第一句話卻是：「咦！那不是美國的雙子星大樓嗎？怎麼會炸掉了?!」家人一聽這話，心中一喜：「欸！居然還知道是雙子星，情況好像有好一點。」

　　但家人很快發現，蔡芬玲還是受到了病情影響，個性反覆不定，喜怒無常，甚至稱最好的朋友是「壞人」。後來待她「清醒」後，對朋友又感到很不好意思。

　　住了二十幾天院，她藉著中秋節的名義「出院」，就不想再回醫院了。手術後，她無法保持平衡，走路、寫字都是歪歪斜斜的，尤其筆跡更像是初學寫字的小孩，讓她很氣餒，但還是打起

精神，積極進行復健。為此她的弟弟還去買了兩個保齡球，略做加工，作為自製的復健器材，藉著「推出去—拉回來」的動作，強化肌肉和靈活度。

雖然生了三種癌症，住院治病花了很長時間，但賴醫師還是鼓勵她去上班，「如果妳覺得可以的話，還是去上班，不要在家裡胡思亂想。」所以，在化療、電療期間，她還是抽空去上班，「那時做化療，頭髮都掉光了，還得戴假髮去上班。」雖然覺得有點累，但還是努力堅持下來。老闆也很體諒她，叫她在體力允許時才去，不要勉強；而且同事也很幫忙，在她需要協助時主動幫忙。

賴醫師還介紹她去看許中華醫師的門診，以中藥來調理身體。因此機緣，她也多次參加中醫癌友會的活動。

與癌細胞和平共存

參加癌友會的講習會時，她很能認同「癌是身體的一部分」及「與癌和平相處，各安其位」的說法。

她其實並不痛恨、反而接納身上的癌細胞，也不怨天尤人；但每次「癌細胞不乖」，讓她不舒服或痛苦時，她也會與癌細胞溝通：「你再搞我，如果我死了，你也活不了！所以，我們要和平共處。」講完這些，她還會期許：「明天起來後就會更好！明天如果不好，後天會更好！」

她認為，身上的癌細胞始終都在那裡，「癌細胞不見了」是

不實際的空談，重要的是要如何「按捺」它、安撫它：「我們和平共存，我有得吃，你也有得吃。」各安其位，維持癌細胞與自己的平衡。

兩次進出安寧病房，她相信自己已經取得和癌細胞的「和平共處」之道了。

癌症也讓他們改變了生活方式。在身體狀況可以時，每天早上六點多，先生會騎機車載她從三重住家過重陽橋，到外雙溪故宮旁的小山走一走，呼吸一些芬多精。

家人的支持，是她的一大力量來源。不但先生從始至終都在一旁陪伴、支持，自己的哥哥、弟弟，更是提供了許多幫助，尤其在腿斷之後，食衣住行都得到家人的幫忙，她笑稱自己是過著「茶來伸手，飯來張口」的日子。

沉著面對新變化

癌細胞不淘氣了，反而是多年來用來對付癌細胞的手段，產生了副作用。

她得骨癌時，本來吃一種增強骨質的藥，要在三餐前吃，生活中並不方便，於是後來改成一個月打一次的針劑，一打就是十年。而這種針劑為了杜絕癌細胞，像刷牆壁一樣，在骨頭上一層層的將藥刷上去。多年下來，蔡芬玲的骨頭上沾黏了許多藥劑，因此骨頭既厚又脆，仿若瓷化。

2013年4月3日上午，蔡芬玲正要去看許醫師的門診，走在路

上，忽然在無外力的狀況下摔倒，躺在醫院前的地上。她痛得全身發抖，臉色發白，講不出話來，幾乎休克。救護車一來，看情形不妙，趕快送到馬偕醫院急救。

經過檢查，她的左腿骨斷掉了，賴醫生告訴她：「妳這不是因為跌倒而斷腿，而是因為斷腿才會跌倒，必須馬上動手術。」他馬上聯絡淡水馬偕一位專精於此的骨科醫生緊急動手術。醫生發現她的右腿骨頭情況也類似，遲早會發生同樣的事情，於是要求她住院，待左腿手術後一週，再進行右腿的手術。這次意外讓她吃盡苦頭，「在所有的疼痛當中，包括生孩子在內，骨頭痛是最深沉的一種！」

醫師預估要花十個月至一年，她才會痊癒。為了方便家人照顧，她從三重暫時搬到蘆洲娘家。雖然這次意外造成不便，但她和先生並沒有大驚小怪或驚慌失措，只是沉著的安排和面對新的情況，心平氣和地維持和癌細胞對話及「和平相處」的習慣。

從鬼門關前走過，創造奇蹟的人果然有不同凡響的氣質。

創造奇蹟的人

蔡芬玲初次知道自己得乳癌時，曾祈求神讓她活過兩年，好照顧幼子。她不敢奢求，只求「能讓我看到孩子小學畢業」。兒子小學畢業了，她又求神，「希望能讓我照看到他國中畢業」。兒子國中畢業了，她又求神將期限延到兒子高中畢業。結果，兒子高中也畢業了，並且考上了中國醫藥大學。

　　到兒子上了大學，蔡芬玲反而心靈有所轉變，不再祈求賜福給自己，反而求神賜福給其他人，「我覺得，神已經很照顧我了，讓我多活了那麼多年，現在要把這個運氣讓給別人。」蔡芬玲的無私，感動了很多人，包括醫護人員在內。賴醫師邀她去做見證，藉機告訴腫瘤科的醫生，不要放棄任何一名病人，當她說到：「如果一個堅強的人，一定會活下來！」時，許多年輕醫護人員隨之落淚、鼓掌。

　　從當初醫生所估計的兩年生命，到現在已經十九年了，許多人視為奇蹟，更為她九死一生的經歷而驚嘆，就連學醫的兒子都承認，像媽媽這樣癌細胞一直轉移，而且得了那麼多種癌的人，一般大概早就活不成了。

　　她一直努力維持樂觀的態度。初罹癌症時，同事和朋友來探望都很難過，她只得「避不見面」，電話上聊一聊就好了，免得情緒受感染而激動、自憐自傷。當她腿斷時，前來探望的同事眼眶紅紅，問她：「怎麼又這樣了？」，她馬上說：「對不起！你們不要用這種方式和我講話，不要把我當病人，我覺得我很好啊！」同事也對她吃了那麼多苦，卻始終還能嘻嘻哈哈，保持樂觀而感到奇怪，「我們都很擔心妳，妳怎麼還笑得出來？」她卻回答：「不然怎麼辦？那要哭啊！」

　　畢竟，她可是熬過九死一生的奇女子。

許醫師解析：

　　蔡芬玲初得癌症時，十分恐懼、怨嘆，被負面情緒淹沒，但她很快就轉念，以「和平相處，各安其位」的態度與癌共處，未敵視癌細胞，甚至後來以「感恩、感謝」的態度來看待癌細胞。所以，她會說出：「我今天能呼吸一口氣，就賺到一天」的話。

　　她一直祈求能有足夠時間照顧小孩，讓孩子安心求學，結果兒子看到媽媽為病所苦，立志習醫，現在已經在醫學院就讀；安家人的心，也是一種利他。有一次癌友會活動，一向內斂的她，主動上台分享她與癌共處十多年、死裡逃生的經驗。這是以言語布施，也是功德一件。

　　蔡芬玲活在當下，以知足的心來對待癌症，值得大家學習。

第二十一章

走出無助重返快樂

人物：傅小嘉（化名）。女。五十多歲。

病歷：子宮癌。

個性類型：外表開朗、快樂的high型，其實內心潛藏心事，容易激動。

　　傅小嘉從小愛運動，而且幾乎從不生病，因此，當她發覺月經從七天逐漸增加，甚至最後長達二十七、八天時，雖然煩惱，但並沒有太多警覺，也沒有管它，希望它會恢復正常，於是照樣的做運動、過日子。

　　這種滴滴答答的日子過了七、八年。期間她曾試著解決這個問題，去榮總看了知名的婦科名醫，也沒什麼效果，追蹤也是有一搭沒一搭，但該來的還是一樣來。後來，在三個月再加三個月追蹤下，醫生判斷子宮長了肌瘤，已無法治療，要開刀將子宮、卵巢全部摘除。這一點令她很是疑惑，也很反感，「為什麼醫生一直追蹤，連治療都不治療，然後就要全部割掉？」

　　過了幾年，她又去婦幼醫院看診，一位女醫生做出了判斷，說她卵巢裡有巧克力囊腫，而且腫瘤指數過高，要動手術切除子

宮和卵巢。

因恐懼而逃避

開刀令她恐懼，也不敢面對，剛好這時在大陸經商的老公要帶她一起過去，她就趁機逃開了。

從大陸返台後，對西醫失去信心的她，開始看起了中醫。本來她是去在長庚醫院駐診的外甥處看診，但因為她不太聽醫生的話，開的藥也不吃，氣得對方不肯再看她。

後來，她循著報紙廣告，找了一些「知名」中醫看診，發現一罐藥居然要三、四千元，於是生起氣來，「西醫慢，又無效；中醫也慢，藥還這麼貴，這要花多少錢？」但她還是買了。不過，中藥雖貴，但她吃幾次就不吃了。

本來還擔心自己會貧血，結果也沒有貧血的現象，照樣能運動、爬山、打桌球。於是，她乾脆什麼也不管了。

漸漸地，幾年過去了，當她平躺時，會摸到在卵巢部位的硬塊。更糟的是，雖然她一直覺得自己沒有多嚴重，所以也不多麼害怕，心想：「反正最糟就是拿掉！」但同時卻感覺到腹部硬塊的體積似乎越來越大。

有一次，到住家附近的圓通寺爬山，下山時，剛好看到山腳下的雙和醫院。心想，這是新開的醫院，而且離家又近，一時興起，決定：「去看一下好了！」

動手術切除腫瘤

到了雙和醫院，剛好婦產科有一個醫生在看診，於是就去掛號、看診。醫生很年輕，經過觸診和超音波檢查，醫生告訴她，卵巢裡的腫瘤已經很大了，要動手術切除。值得慶幸的是，醫生說，因為沒有腹水，腫瘤可能是良性的，但還是得切下來做病理檢驗。

手術安排在2008年5月21日進行。醫生估計手術時間約需一個小時，結果進了開刀房，過了七、八個小時才出來。

清醒後，醫生告訴她腫瘤很大，而且是惡性腫瘤，因此將子宮、卵巢、盲腸都拿掉了，手術也因為腸沾黏而花了比預期長的時間。雖然歷經這麼大的外科手術，但她恢復得很快，過了兩天就能下床走路。

她對手術的結果還算滿意，所以當醫生告訴她，需要再做化療時，她不以為意，還開始和女兒討論要買什麼樣的假髮以遮掩化療後的掉髮。過了兩天，病理報告出來，醫生又告訴她，不需要做化療。她就高高興興地出院了。

又有新的腫瘤

2009年4月，她又在腹部摸到一顆「東西」，於是心生懷疑，又去見醫生。醫生二話不說，就要安排做化療。但這次她要求先做詳細檢查，電腦斷層掃瞄檢查結果出來，原來腹部還有兩顆腫

瘤，在表層的一顆用手就可以摸到；只是醫生並未告訴她，組織深層還有一顆無法切除的腫瘤。

醫生用內視鏡手術將表層的一顆腫瘤先切除，送去化驗，但在化驗結果出來前，就要求她先做化療。這次她卻不肯了，要求先確診是惡性腫瘤。因爲，她非常不願意做化療。

即使到了第一次化療療程前夕，她還特地打電話給醫生，詢問是否能夠不做化療，但醫生仍然堅持要做。這時，她才知道害怕。醫生安慰她，做完化療，可以去該院的中醫門診看診，以中醫調養身體。

三天化療做完，她去掛了中醫門診。這時病理報告也出來了，中醫師告訴她是纖維瘤，當下她覺得很冤，「爲什麼纖維瘤要做化療？」她問中醫：「我可不可以不要做化療？」中醫師雖然有把握，她的情況吃中藥就會漸好，不需要做化療，但還是不敢承諾，只說：「妳和妳的主治醫師商量看看。」她再跑回婦產科找主治醫師，要求不要做化療，但主治醫師卻堅持還要做六至十個月的化療。

她排斥做化療，而且覺得以自己身體的機能狀況，應該不用做化療。因爲在第一次做完化療後，出現了一些副作用，如手腳發麻，全身的黏膜被破壞，就連吃東西都會出現「食不下嚥」的感覺，以及一路走一路掉頭髮，最後不得已去理了光頭等，這些都讓她十分害怕。而且，化療前她的卵巢指數略高於標準，但做完化療後，指數未降反升。

對化療很排斥

　　後來她乾脆將所有資料抱去和信醫院，醫生仔細研究病歷後，揭開了謎底：「妳右邊腹部裡面還有一顆，有一公分，靠近脊椎哦！」她先是大吃一驚：「什麼？我裡面還有一顆！我怎麼不知道？」然後害怕起來：「慘了！慘了！長在脊椎旁，那會不會造成癱瘓？」好動的她，無法想像自己成天躺在床上不能動的樣子。

　　和信的醫生建議她，可以先不做化療，先回去一個月做一次腫瘤指數檢查。她又為了能夠不必做化療而高興起來。

　　但是當她將中醫師、和信醫生的意見反饋給自己的主治醫師時，對方卻堅持要繼續做化療，於是傅小嘉心不甘、情不願地做了第二次化療，結果卵巢指數狂飆，幾乎是做化療前的兩倍。雖然心裡對醫生的信任開始動搖，但一來考慮到轉院看病的不便，二來不好意思向主治醫師提出換人治療的請求，於是在萬般不情願的情況下，還是做了第三次化療。

　　「我真是烏鴉嘴！」談起自己對化療的排斥，她一面說，一面大笑，「做化療之前一直問醫生指數會不會更高？」做完第三次化療，她很累，幾乎癱了下來，而且卵巢指數飆到更高。

　　她很不高興，跑去質問主治醫師：「這到底是怎麼一回事？」

到底怎麼一回事？

醫生很為難地說：「可是我已經給妳用最強的藥了……不然，妳要不要重新檢查一次？」傅小嘉飛快地拒絕了「重新檢查」的提議，心裡很想問醫生：「你是不是誤診了？」但終究還是沒說出口。

無奈之下，醫生將她介紹到血液腫瘤科。醫生很年輕，和婦產科主治醫師年紀差不多，都是三十多歲，替傅小嘉檢查完後，神態輕鬆，笑嘻嘻地說：「我看妳這是第四期了。」她的心裡一時充滿苦澀，氣得幾乎想拍桌子、飆三字經：「老娘受了那麼多折磨，從什麼都不知道到來給你們看，醫了半天，現在居然到第四期了！」

這一刻，她對醫院的信任度完全破產。想不到，這位醫生話還沒結束：「妳這裡（指腹部）有水，看起來像是第四期，可是……又沒有證據證明妳的瘤是惡性的……」本來就滿懷驚恐的傅小嘉，這時幾乎都已經想找根柱子抱著，等待援助了，沒想到醫生不但未安撫，反而繼續落井下石，問她：「欸！我這樣講，會不會很矛盾？」

她氣的不得了，心裡有些後悔，當初怎麼沒找經驗豐富的醫師看診，卻都找上初出茅蘆的醫生？沒辦法，她又回頭找婦產科的主治醫師，轉告腫瘤科醫師的「判斷」，主治醫師總算給了她一個好消息：「不是這樣看的啦！要按照原始情況判斷，妳最多

是一期而已。」

　　最後，醫生說：「這樣好了，妳這次回家，一個月內什麼都不要做。」聽了醫生的囑咐後，傅小嘉全部反過來做。

　　一個月內，她又在雙和醫院做了各種檢查，包括肝、膽、腸、甲狀腺等，因為化療之後，這些器官都受到影響，功能變差了不少。她打定了主意，「反正我全都是在你們這家醫院看的病、做的檢查，出事了就告你們這家醫院，比較不麻煩！」

　　還好，檢查結果出來，都沒什麼問題。想到女兒在她化療時的陪伴，不忍心女兒要面對媽媽生病的過程，於是她趕女兒出門和同學去玩。女兒離家的當晚，她就發覺自己得了憂鬱症。

〈隱形的翅膀〉化解憂鬱

　　她一個人在家一直哭，想要跳樓，可是理智又告訴她：「不行這樣！」剛好她手邊記有「生命線」的電話，於是打電話去求救，還問對方：「糟糕！我怎麼會這樣？是不是神經病啊?!」對方回答：「如果妳還會打電話，就表示妳不是神經病。」陪她聊了四十分鐘，讓她打消輕生的念頭。

　　她還去台大醫院專為癌症病患提供的心理醫師處尋求諮商。一開口，就哭得唏哩嘩啦，一面講、一面哭，講了幾十分鐘，心理醫生認為她很「無助」，但暫時也沒什麼方法，爾後，醫生給了她一首〈隱形的翅膀〉的歌詞，要她回家可以跟著唱。「這樣有用嗎？」她心裡不無懷疑，「我又不是年輕人……」想不到，

回到家打開電腦，跟著唱出歌詞時，不由自主地一面唱、一面
哭：

　　每一次　都在徘徊孤單中堅強

　　每一次　就算很受傷　也不閃淚光

　　我知道　我一直有雙　隱形的翅膀

　　帶我飛　飛過絕望

　　不去想　他們擁有美麗的太陽

　　我看見　每天的夕陽　也會有變化

　　我知道　我一直有雙　隱形的翅膀

　　帶我飛　給我希望

　　我終於　看到　所有夢想都開花

　　追逐的年輕歌聲多嘹亮

　　我終於　翱翔　用心凝望不害怕

　　哪裡會有風　就飛多遠吧

　　隱形的翅膀　讓夢恆久比天長

　　留一個願望　讓自己　想像

表面開朗，內心無助

　　傅小嘉覺得很憂鬱、無助，原因在遠赴大陸工作的先生身上。

　　先生二十多年前就赴大陸工作，她和女兒住在夫家，在這兩
年當中，發生了許多壓力很大、難以承受的事情。距離產生的不
是美感，而是更大的距離。在不同的環境下，對很多事情的看法

會不同，夫妻間會吵架，妯娌間也難免摩擦。直到有一天，她看到國小二年級的女兒在週記上寫：「今天真好，沒有人吵架。」時，她才覺得事態嚴重，於是堅持要從夫家搬出去，一個人上班、帶女兒。

事實上，外表看來十分樂觀的傅小嘉並非毫無心眼，她也有許多在意的事情。快樂時固然會忘掉許多事情；但心情不好時，許多事情也會紛紛冒出來。

雖然心理醫生成功化解了她的負面思想，但癌症還是心裡的一根刺。她上網去找各種和癌症相關的資訊，也動過心想去買一付好幾萬元「包醫癌症」的藥，但都沒有付諸行動。

有一天，她在電視上看到一場名為「癌症逆轉」的演講，由賴允亮醫師主講，於是前往參加。這場演講讓她獲益良多，並且主動上台，大談自己罹癌的過程及與雙和醫院「結緣」的經過。後來，她才知道，賴允亮醫師就是雙和醫院副院長暨放射腫瘤科主任。

於是，趁此機會將主治醫師換成了賴醫師。

改弦易轍，豁然開朗

第一次看賴醫師的門診，傅小嘉就在診間跪下來，哀求賴醫師：「求求你救救我！我不知道該怎麼辦？」他什麼也沒說，握著她的手，說：「沒事！沒事！從電腦上看起來妳還好。沒事！沒事！真沒事！」

　　第二次去看診，賴醫師給了她三個選項：做正子攝影、做化療，或者，給合格有執照的中醫看診。她馬上選擇了後者。但在推薦中醫師之前，賴醫師也建議她去精神科看診。

　　賴醫師介紹的中醫師就是台北市立聯合醫院的許中華醫師。第一次看診是在2009年7月，緊張的她事先聲明：「我不想做化療。」許醫師的回答是：「我不能保證妳一定不用做。」第二次門診，許醫師把過脈後，說：「妳會好。這個話不能亂講，但是妳會好！」聽到這句話，她的心一下豁然開朗。

　　到了2010年2月，她的指數從120、130降到四十幾，三月更降到十幾；到了10月，腫瘤不見了！她幾乎要跳起來大喊：「太神奇了！」

　　她在賴醫師和許醫師的診間都感到非常舒服，甚至可以感受到「我會好！」的正面能量。幾年下來，一直在服用中藥調養身體，而西醫的追蹤也顯示，除了宿便，她毫無問題。

心定之後更快樂

　　光看她外表，臉色紅潤，精力充沛，笑起來的開朗笑聲，很遠就可以聽見，很難想像這是一個曾因癌症而想要跳樓的癌友。而且，她很願意做一個「讓別人快樂的開心果」。平常除了照顧女兒外，她平常忙著爬山、跳舞、瑜珈、練氣功、打乒乓球……，有她的地方，幾乎都會有快樂的笑聲，她覺得這很有意義，「因為，當別人快樂的時候，你才會更快樂！」

　　至於一些暫時難以解決的問題，她說，至少現在會針對問題本身，而不是還沒談到重點，就為了枝節的問題吵個不休，「如果對方要偏離主題，那就隨他去，但自己的心要定，維持在原點，不要被對方拖著走，只要我是正確的，那就好了！」她的心，比以前更開了。

　　回頭去看癌症，她覺得癌症和心理因素有很大關係，她自己也是因為心裡有很大的壓力，「一個人如果心不定、不好，做什麼都不定，飲食都會消化不良，而且會影響到整個人的思緒，甚至器官組織、手、腳都不會好，非常嚴重！」

　　她覺得，一個人要學習「忘掉」，要想到做好事，因為看到別人快樂，自己也會快樂。所以，「一直做好事，就會讓自己快樂！」

　　畢竟，讓自己快樂才是最重要的事。

許醫師解析：

　　傅小嘉是屬於比較容易緊張的人。雖然外表上看起來很high，但從某個程度來講，內心是無助的，缺乏判斷力，很容易被新的訊息或變化影響，心情浮躁，不知如何是好。這種情形對病人並不好。

　　但傅小嘉透過參與一些比較優質、正向的團體，結交好朋友與同病相憐的病友，可以得到比較良性的訊息，也不用單獨承受

訊息的衝擊。一路走來，在有益的團體和朋友的支持下，對於癌症已經建立了新的看法和正確的價值觀。她也在中醫癌友會擔任總務，需要幫忙時，總是熱心參與，成為其他癌友的支持。

第二十二章
一切還是要靠自己

人物：吳美津。女。七十歲出頭。

病歷：大腸癌。

個性類型：原本六神無主，容易慌，但後來安定下來。

　　有些病人是這樣的，外表上看起來平和、淡然，但內心的壓力其實很大；就像水上的鵝，看似優雅地巡弋，水面下的雙腳卻在努力拍水。

　　多年以來，吳美津都是這麼過的。剛開始，她有不堪負荷之感，卻也找不到人幫忙，無助的感覺，延續了好長一段時間。過程中，她漸漸習慣了這種壓力，以為自己調適得還不錯。後來，情況逐漸改變，肩上的重擔慢慢卸了下來，似乎都在朝向「好」的方向轉變。

　　總算鬆了一口氣，心想可以就此享受人生。然後，她卻發覺自己得了大腸癌。她這才真正深刻體會到「健康要自己顧，別人沒法替你過。」這句話的意義。

發現得到大腸癌

吳美津在2009年時，因大腸癌在國泰醫院開刀，算算至今快四年了。

起初，在每日如廁的情況改變時，她並沒有注意這件事，甚至還會因為出來的「很快」而有一點高興。事後回顧，才知道這原來就是大腸癌的前兆。雖然在這過程中，大便時有少量出血，曾令她有一點疑慮，但將其歸類於「痔瘡」後，吳美津也沒有太過在意。

後來，如廁時血便的顏色令她發覺情況不太對，於是上台北仁愛醫院檢查；在做大腸鏡檢查時，她看到腸道中居然有一顆肉紅色、似乎「活力十足」的腫瘤時，心裡的第一個感覺是：「不妙了！怎麼這麼大？」

當醫生告訴她：「這麼大，這要開刀喔！」時，心裡慌了起來。有人推薦她去找國泰醫院的直腸外科主任李興中醫師。看過她帶去的資料後，李醫師還是建議切除腫瘤。開刀的過程算是相當順利，經過病理化驗，她罹患的是大腸癌第二期。雖然心裡已有準備，但聽到這個確診後的訊息時，平常並不講究飲食豐盛、口腹之慾的她，忍不住悲從中來：「怎麼會這樣子！」「為什麼是我？」半夜無端醒來，又是一場痛哭。

開完刀後，身子難過極了，卻仍得起身替素來遠庖廚的先生煮飯，這樣的承擔責任，讓感情脆弱的她不由淚水漣漣。

拒絕接受化療

　　一般癌症病患在進行外科手術切除惡性腫瘤後，接下來就是接受化療或放療，以殺死體內的癌細胞。醫生沒有進行一般的注射式化療，而是採用號稱能「根絕化療之苦」的口服式化療，病人只要按時服藥就可以達到一般化療的效果。但她對口服式化療藥物的感覺不太好，於是趁回診時詢問：「醫生，我還要吃多久的口服藥？」「可能要一年哦！甚至可能兩年，不然癌細胞沒辦法保證殺死。」

　　對醫生講的話，吳美津當然不敢反駁，或有任何異議。

　　她先吃了一、兩個月的藥，指甲都變成黑色，讓她有些觸目心驚，上網去搜尋資料，看到一句「化療把壞細胞殺了，但也把好細胞一起殺了。」不免讓她擔心起來，自己身體不是多好，如果為了治病而將好細胞殺死，身體也垮掉了，豈不得不償失嗎？

　　於是，向李醫師表示：「我不要再吃化療藥了！」李醫師不解她的決定，「為什麼不吃？應該不可以這樣！」但吳美津不肯再拿藥，李醫師也沒辦法。

尋覓其他的療法

　　在這段掙扎期間，她去買了幾本和癌症相關的書籍參考，其中許達夫醫師治療大腸癌的經驗，尤其是他反對以傳統的化療、放療、開刀來治療癌症的看法，頗能引起共鳴。而其中的「自然

療法」，更引起了她的興趣。

　　因此，有一天，她帶了自己的病歷資料，特地來到許達夫醫師的診所，希望能夠得到他的指點。在與醫師的談話過程中，她感受到對方對於化療的反感，和自己頗為一致。但到了最後，醫師以一句：「最後的決定還是在妳自己。」來總結。

　　但這時仍在服用口服式化療藥物的吳美津拿不定主意了。到底是吃？還是不吃？許醫師的介紹很誘人，不用化療、放療、手術，一樣可以醫好癌症，而且還不用那麼辛苦，誰不願意？但療程價格卻把她嚇了一大跳，算算三個月的療程下來就要上百萬，一瓶20CC的強效○○液也要六、七百元，她失望地想：「這我哪吃得起！」只好買了一些比較便宜的保養品帶回家。

　　對於大腸癌，吳美津心裡不免有恐懼，她的父親也有大腸癌的病史，後遺症是走到哪裡，拉到哪裡，媽媽照顧的也很辛苦。吳美津參加國泰醫院由大腸癌病患組成的「腸友會」，也遇過類似父親情況的九旬老人，從餐廳走到廁所的路上就拉了一地。

　　她在開完刀後參加「腸友會」活動，看到參加的每一個癌友都是一張苦瓜臉，在分享個人的經驗時，看、聽到的也都是令人洩氣的消息。。

　　她不希望自己以後會有同樣的問題。

　　後來，她又看了李豐醫師的《我多活了三十年》以及其他許多癌症病人的故事，她想，「如果他們都能夠熬過來，我一定也可以！」

壓力是罹癌主因

　　除了家庭病史外，吳美津認為「壓力」是造成她罹患大腸癌的主要原因。

　　除了照顧丈夫，四個女兒之外，公婆也需要她照顧，尤其婆婆1983年不慎摔跤後，脊椎一直有問題，整天抱怨全身痠痛，帶到醫院檢查，發現脊椎的骨頭擠在一起，壓迫到神經造成不適，但年近八旬的婆婆不適合開刀，只好以止痛藥及中醫來緩解痠痛的感覺。

　　想不到，婆婆一病十二年，剛開始還可以扶著拐杖走路，到後來坐輪椅，再到最後大小便失禁，行動不便，全都是由吳美津一天24小時照顧。沉重的護理工作，加上照顧四個小孩，壓力非常大，工作忙碌的先生也無法提供任何支援。在那個尚不流行請看護的時代，她什麼都得自己來，沒有人可以替換，好讓她喘一口氣。

　　不知出自何種心理，身體無法自由行動的婆婆，腦筋卻很清楚，故意採取不合作的態度，例如把成人紙尿片撕成碎片，扔得滿房間都是；一點小事，隨時隨地都要她趕去身邊侍奉，包括將婆婆從床上抱到洗手間去方便。這段距離雖然不長，但對體力較弱的吳美津卻是一大挑戰，她知道，如果不小心失手，將婆婆摔到地上，那可是大災難，絕對不行！因此，她小心地將婆婆抱來抱去，從未失手，但這些動作讓當時還「年輕」、五十出頭的

她，常有筋疲力盡、全身痠痛的感覺。

　　有時難免情緒上來，她會和先生抱怨幾句，結果卻更哀怨：「男人家不懂得安慰，每次我和他講，結果都會變成二度傷害。」

　　這些事情，她自認在能力上其實無法承受，只是憑藉著個性中堅韌的耐力而強自撐了下來。

　　因為忙著照顧老人家和小孩，她慢慢地就和朋友、同學疏遠了，每天活在一個封閉的圈子裡，日復一日，忙碌操勞。即使是先生公司舉辦的旅遊活動，也因為要照顧婆婆而無法參加。還好，當孩子上了大學以後，也會貼心地幫媽媽分擔些工作，讓她可以喘口氣。而屆臨退休的先生，也不像以往工作滿檔，可以抽空幫些忙，當他親自清理母親的排泄物時，才明瞭太太一直以來過著什麼樣的生活。更不用說，四個處於成長期的女兒有多少事情需要她一一操持。吳美津認為，壓力就是在這段期間累積起來的。

　　婆婆於1995年往生時，女兒也大學畢業了，對她說：「媽媽，妳想做什麼，現在可以去做了！」她自此才開始有了自己的生活。

以中醫調理身體

　　在拒絕口服式化療藥後，靠著收集的資訊，她逐漸脫離了一般西醫對癌症的看法。只是，雖然她一直鼓勵自己要堅強，但對

於接下來該如何做？未來會發生什麼？心情既忐忑，又無助，而且非常害怕。雖說有親友、家人鼓勵她：「不要害怕。」但她完全沒有辦法。她也曾藉著閱讀佛經，誦念些經文，想讓自己的心不那麼慌亂，但到了最後，還是害怕。那是一種未曾經歷過的人無法理解的害怕，別人說再多也沒用。

有一天，她陪先生前往台北市昆明街的中醫門診中心看診。候診時，她發現有一個門診的病人非常多，而且其中夾雜著許多一看就是癌友的病人。打聽之下，才知道這位許中華醫師專門在看癌症門診，前來看診的癌症病人相當多。

她決定來試試以中醫來治療的效果如何。

第一次看診，她的印象就非常好，因為她從沒碰過一位醫生像許醫師一樣地給癌症病人安慰和鼓勵，而他所說的「與癌和平相處，各安其位」，更讓她有「感同身受」的感覺；而「好好對待妳自己，不要怕！」的安慰和一般的安慰不同，更能撫慰心情。

在許醫師以「扶正」為旨的中藥調理下，她感覺身體的元氣逐漸充盈，而對於癌症的恐懼也逐漸降低。四年的追蹤下來，身體無恙，一切安好。自從用中醫治療癌症後，她也參加了癌友會，聽了關於癌症的種種演講後，受益甚深，開始應用從癌友會聽來的知識；讓心定下來，每天靜坐沉澱思緒，好好的去與癌症相處，把癌細胞和正常細胞一視同仁，一律善待……。她覺得這對克服心裡的恐懼幫助甚大。

健健康康地老

　　吳美津也深深體會情緒影響飲食、身體的後果。體質本來不好的她，開始早上六點就出門去運動，打太極、學吐納、練氣功，尋找氣感，充實體內的氧氣。平常她和先生到處走走、攝影、旅遊，到老人大學上上課，過著悠閒但盡量充實的生活。

　　她每天會找時間靜坐，努力使自己心情平靜，將積累已久的壓力逐漸釋放、減輕，並將癌細胞喜歡的「毒素」排解出去，讓它不再長大、擴散，然後逐漸凋零、死亡。

　　在與其他癌友接觸、交流及相互鼓勵的過程中，她對於許多癌友的經歷大為讚嘆，佩服這些飽受折磨（尤其是經歷令人咋舌的化療之苦）的癌友能夠以堅強的意志和正面的態度來面對種種磨難。這時，她會以「過來人」的身分，提醒對方：「要愛自己」、「身體是自己的，一定要好好照顧自己」。叮嚀對方的同時，她內心的陰影也逐漸淡去、消退。她還發現，許多抱著「自利」、「利他」精神的癌友都能順利治癒，度過生命中的這道難關，因此有所感悟：「原來正面能量真的有效！」

　　抱著感恩的心態，一心活在當下，她高高興興地活著，讓過去的過去，她希望自己能夠健健康康地老去，直到最後。

許醫師解析：

　　吳美津屬於缺乏主見、多思多慮、容易六神無主的一型，這也是許多癌症病患的特質。

　　但在面對癌症這件事上，她卻表現出了安下心、找到生活的重點、重新調適生活，有信心過新生活的變化。這應該得力於她對生病的反思、反省與調整，與癌細胞和平相處。她常參加癌友會活動，並將自己的照片與大家熱情分享。

　　吳美津的例子很常見。所以，吳美津做得到的事，大家也都應該做得到。

第二十三章
從苦痛折磨中求救贖

人物：俞志雄。男。四十多歲。

病歷：罹患口腔癌，後來轉移。

個性類型：本來衝動、易怒、愛生氣，後來大幅改變。

十多年前，一身刺青、從事拆除業的俞志雄在社區裡是橫著走的人物。

2001年10月29日凌晨，在住家巷口因酒後喧鬧，引起鄰人不滿與他口角，數人圍毆他。衝動之下，他返家拿了擺設的小武士刀，往對方胸口刺了一刀，沒想到卻把對方殺死。警方循線到板橋家中抓他時，他還在呼呼大睡，不知道自己殺了人。當警方要逮捕他時，他說，本來想開瓦斯自殺，結果卻演變成「開瓦斯拒捕」。

僵持大約兩個小時，警方下令攻堅。俞志雄拿著柴刀和一瓶瓦斯罐抵抗，還拿瓦斯罐丟擲員警，因此造成兩名警察灼傷。被逮捕後，他被警方依殺人等多項罪嫌移送法辦，法官最後判他十五年徒刑。

在獄中發現罹癌

　　入獄約十年，俞志雄忽然發現口腔有一些白斑和破洞，數量不多，也不會太難過，只是有些不方便，但他還是申請出外就醫檢查。但申請一拖就是半年多，獄方並未多加重視。犯人出外就醫不易，一般除非重病，否則不會輕易獲准。獄醫開了消炎藥給他，但都沒有效。口腔發炎、破洞的情況卻越來越嚴重，吃什麼都會痛，冷的熱的都一樣，令他痛苦不堪。

　　透過層層關係，俞志雄終於申請到保外就醫。看了三、四家醫院，其中包括羅東聖母醫院、博愛醫院等；他要求聖母醫院替他做切片檢查，但被拒絕，他也沒辦法。後來是到宜蘭市陽明大學附屬醫院的牙科去看診，醫生懷疑是癌症，於是從口腔裡取樣切片拿去化驗。化驗結果出來，是惡性腫瘤，口腔癌二期，腫瘤有三公分。這距離他一開始察覺口腔有異狀已有大約一年的時間。

　　罹患了口腔癌，俞志雄頓生茫然之感，該怎麼辦？在獄中如何醫治？煩惱之後，想起癌症的致命性，不由得感到害怕。還好有一位因貪污罪入獄的獄友也是口腔癌的初期患者，在入獄前曾開刀治療，效果不錯，他不但鼓勵俞志雄，教他如何面對，還向他推薦治療口腔癌的醫院和醫生。

　　這些外界的資訊，對坐了十多年牢的俞志雄來說，十分寶貴。獄友勸慰俞志雄，只要開刀，什麼癌都會好，這才讓他的心

比較安定。

出獄進行治療

一般口腔癌的患者都有抽菸、喝酒、吃檳榔的習慣，俞志雄在入獄前也一樣，但當時並未發病，反而入獄戒除這些習慣後，口腔癌卻發作，令他很是無奈。

不幸中之大幸就是，在發現罹癌時，正是他要申請假釋的前一年。

2012年7月假釋出獄後，俞志雄就分別前往馬偕和台大醫院看診。醫生看到情況後，共同意見就是開刀。最後，他於8月初在台大醫院開刀。開完刀後，主治醫師覺得開得不錯，不用電療及化療。但是到了11月，可能是體質問題，發現癌細胞轉移到左臉和眼睛，於是又開刀切除病灶，手術後並進行電療及化療。

這段長達一、兩個月的時間，他過得非常痛苦，電療、化療帶來的肉體痛苦和精神上的焦慮、恐懼，日夜折磨著他。他經常於睡夢中因為痛楚而驚醒，發現自己滿身大汗。

飽受身心的折磨

因為手術及電療、化療造成的副作用，他進食變得困難，嘴巴只剩下一個小洞，沒剩幾顆牙齒，只能進一些流質的食物如稀飯等。在早期，他甚至連想用吸管去吸都沒辦法，只能用灌食的方式。且因為嘴巴的限制，常常是邊灌邊流。同時，傷口也限制

了說話的流利，話語變得含混不清，而且還得不時記得將口水吸回，以免滴出來。

他的親戚本來打算等他假釋出獄後，安排他去做些小生意，重新振作起來。但從出獄後就一直忙著治病，他根本沒辦法、也沒有體力做生意。待後來一連串的手術、化療、電療、轉移下來，一個月有一半的時間都在看病；對未來不敢有任何規劃，也無法承擔期望，「我還是先把病治好，其他的以後再來打算吧！」

除了和專門幫助顏面傷害人士及口腔癌癌友的陽光基金會會友出去或去看診外，他幾乎都窩在家裡，不願見人。親戚、朋友邀他到家裡吃飯、聚會，他一律推辭，免得大家難受；對人家的問候，他也不知該如何回應，後來乾脆連電話都不接了。

雖然可以躲在家裡避不見面，但親友關心所造成的壓力，他卻無從逃避。

「我的人生怎麼變成這樣子？一點希望都沒有！」他很沮喪，出獄一年，始終為病痛所苦，未嘗消停；有時一個人在家，想起以前的事，越想越難過，甚至還會痛哭流涕。

在以前，這是從來不會發生在他身上的事。

他甚至多次想過乾脆自我了斷，從樓上往下一跳，從此一了百了。但是，一來沒有那勇氣，心裡又害怕選擇自殺解脫，身死之後卻陷入無法輪迴的後果。因此，他也不敢去做。

能夠活著就最好！

一直拖拖拖，倒是拖出了一些「貴人」，包括陽光基金會、慈濟功德會、善願基金會，以及像許中華醫師在內的一些醫生及熱心人士，幫助他，鼓勵他，他才變得比較開朗。

尤其是陽光基金會，不但鼓勵他，還帶他走出去參加許多活動。當他看到年紀比他還小、病史更長，甚至情況比他還慘的病友，依然能夠坦然以樂觀的態度面對，對他影響頗大。心情好的時候，他還會想，世界上還有許多地方、許多人過著比他更艱苦。想到這點，鬱結的心情就好許多。

而許醫師告訴他，以他的情況，「能夠活著就是最好的了！」這句話也帶給他很大的鼓勵，心情開朗不少。他將這句話記在心裡，不時拿來提醒自己，自己已經夠幸運了。他也經常參加中醫癌友會的活動，聆聽許醫師介紹面對癌症的態度和心情，並且和其他癌友互動，吸取彼此的經驗，互相支持。

因為有這些人的關心、鼓勵，讓他能夠堅持至今，「否則我真的會想不開。」

為自己的「報應」來消業

對於自己落淪到現在這種慘狀，俞志雄認為是自己年輕時混跡江湖當「流氓囝仔」，做了一些有的沒的爛事的「報應」。

他注意到，不論是口腔的破洞、手術後的傷口、電療後的灼

傷，「好像都比別人好的慢，別人兩、三天就好了，我都要花上一個禮拜。」因此，他受的苦比別的病友更多。而且，他還覺得自己癌細胞蔓延的速度，又比其他的癌症病人來得快。他覺得，這和自己年輕時愛玩亂搞有密不可分的關係。「這些都是我自己造成的，」他說，「我還能怎麼樣？」

因此，雖然被癌症折磨很苦，他也會視此為「消業」的一部分，「可能就是一定要走過這樣一條路，經歷這麼艱苦拖磨的過程，病才會好。」但如果在這過程中，不幸病發去世，他認為「這也很好。」畢竟病痛的折磨已讓他傷痕累累。

為了消業，也為了求得心中的平靜，從獄中開始，他就以抄寫經書來為自己贖罪、消業，同時迴向給自己年邁的母親。每次一筆一畫、一絲不苟的抄寫時，浮躁的心情就會安靜一點、沉澱一些，比較不會去胡思亂想。因此，每次因病痛而心情煩躁時，他就會坐下來，開始抄寫《地藏菩薩本願經》，一面抄一面念，而經文裡所描述的各種地獄慘狀，就像一瓢瓢的冷水澆灌心頭，讓躁動的心沉靜下來。

抄寫經文也帶來一些奇妙的緣分。有一次，他將抄寫的經，拿去居處附近媽祖廟的香爐焚燒時，被廟方的執事看到，好奇問他在燒什麼，他將手抄的經文拿給對方看，並將自己的情形講給對方聽。廟方人員得知情況，不但不嫌棄，反而鼓勵他，並在經濟上施予援手。

而在媽祖廟求的一張籤也讓他安心不少，這張問「健康」得

到的籤文是：「此事何須用心機，前途變化自然知；看看此去得和合，漸漸脫出見太平。」解籤的人告訴他，此籤有解，就是要靠自己。

他將這張籤文小心地放在皮夾裡，隨身攜帶。

口腔癌很難根治，而俞志雄並未期望會完全痊癒。「反正就是兩種選擇，」他希望，一是受苦但病快點好，一是病情發作更嚴重而死去，「什麼都好，就是不要讓我拖太久。」如果能快點好，即使後來會像很多口腔癌的癌友，十多年來，每年開一次刀，他也甘願。反正，什麼情況都要比病情懸而未決要好，只要能好一點點，都會是很大的安慰。

期待平靜的生活

因病無法工作、養活自己，七十多歲的老母親只能靠月入有限的弟弟奉養，無法對他提供更多的經濟支援。從出獄後，他一直過著簡單的生活，平常營養品有善願基金會等慈善團體提供，而慈濟等團體也會在經濟上給予一些補助，勉強可以應付生活所需。他說，現在只有坐車比較花錢，等到重大傷病卡申請下來，應該可以再省一點。

剛開完刀的那段時間，體力很差，加上天氣冷，他每天都窩在家裡，直到天氣漸漸好轉，才開始在早上做一些運動，如果碰上雨天，就在家裡跟著錄影帶的教學做些簡單的運動或體操，以維持體力，好應付接下來的手術及復健。

他將一切寄望於痊癒之後。他打算，等自己病好之後，要回九份老家住，享受平靜的生活。

許醫師解析：

俞志雄還在治療當中，水深火熱的苦難還沒結束，還得動手術切除新的病灶及接受化療、電療，以及後繼的整型手術。因此，他仍得承受一波波痛苦，還有一段長路要走。

因為這場病，他終於覺悟以往的錯誤，於是藉著抄寫經文作為懺悔。他這麼做，固然是為了「消業」，但同時也安了他的心，心裡平靜了，負面能量得以釋放。此外，他還交了一些好朋友，給他扶持的力量。

這些往正向的轉念及改變，對他的治療過程有所助益。事實上，當他開始這麼做時，就得到了許多扶持與幫助。而且，換個角度，俞志雄若未以此種方法進行治療，他的病也難以痊癒。

第二十四章
專業人士的另類選擇

人物：黃曉春。女。五十歲。

病歷：大腸癌。

個性類型：高級知識分子的代表，有主見，個性堅毅。

　　黃曉春以前在幾家赫赫有名的國際大藥廠工作，負責監督五個國家的醫院人體臨床試驗。為了視察業務，經常出差至國外，都是下榻五星級飯店，一切都是高級白領人士的待遇。

　　她的求學、就業之路都非常順遂，可說是標準的「成功專業人士」模式。中國醫藥大學醫學系畢業，到美國讀了藥學碩士學位，回台後進入國際大藥廠工作，後來又進入陽明大學生物藥學研究所攻讀博士學位。取得博士學位後，工作了一段時間，又赴有「（美國）南方哈佛大學」稱譽、在生技醫藥領域有四位諾貝爾獎得主的德州大學西南醫學中心（Southwest Medical Center）進行博士後研究。

　　如此輝煌的學經歷，如此專業的醫藥學背景，但她在知道自己得了大腸癌後，卻做了出人意料的選擇。

出乎意料的大腸癌

在藥廠工作時，她便發現自己有血便的現象，因家族並無大腸癌的病史，所以即使對於各種癌症的症狀、變化及因應之道如數家珍，但並未在第一時間警覺，即早展開對策。

一開始，除了便血外，並無其他癥兆，於是她掉以輕心，以為是久坐辦公桌所導致的痔瘡。同事知道她的狀況後，建議她去做大腸鏡檢查，於是很快安排了在慈濟醫院做大腸鏡檢查。

2012年9月，當她自己從監視器上看到大腸鏡的結果時，直接反應：「情況不妙（no good）！」化驗結果很快就出來了，腫瘤是惡性的，她的大腸癌已經進入第二期，而且有淋巴腫大的現象。但在尚未開刀切片前，仍無法確定是淋巴發炎或是癌細胞轉移所致。

從小腸躁症，腸胃功能不好，本來就胖不起來。但黃曉春真正的急遽瘦下來，是在得知檢查結果後，瘦了十五公斤，恢復了大學時的身材。

她把自己的情況告訴在榮總擔任腫瘤科主治大夫的同學，對方想替她安排在榮總開刀。榮總的做法是先開刀，再看狀況是否需做化療；而為她做檢查的慈濟醫師則說，慈濟的做法是先做化療，待腫瘤縮小後再開刀。不幸中的大幸是，腫瘤的位置可以進行腹腔鏡手術，不用開腸破肚。

但是，她婉拒了這兩位醫師的建議，並打算走一條不一樣的

路。

化療是飲鴆止渴的選擇

當醫生告訴她得到癌症的「噩耗」時，黃曉春情緒上雖沒有受到太大的衝擊，但還是花了一些時間，才讓自己的心靜下來。

「再鐵齒的人，在癌症之下，也會全部臣服。」黃曉春說，大部分的人不是怕死，因為死掉就死掉了，而是怕那病苦。她說，「從生活的方式來看，我覺得自己應該得癌症。」她愛吃肉，不愛吃水果，屬於酸性體質，而且工作壓力大，又不愛運動……，種種因素匯合起來，大幅增加了罹癌的可能性。

雖然她得了癌症，但並不打算採用「傳統」的治療癌症方法：開刀、化療、放療。其中一部分原因，來自於她對於這些治療手段的了解。

在讀博士學位時，她的論文研究題目是：「癌症的轉移」。而在做博士後研究時，她的研究題目是「癌症的抗藥性基因」。她注意到，當對癌細胞施以化學藥物後，雖然大部分癌細胞會被殺死，可卻有一部分的癌細胞怎麼殺也殺不死，成了「不死之身」，而且還會越來越厲害，非常恐怖。研究人員會將這些癌細胞培養起來，做為分析及證明這些是更惡化的癌細胞之用。但追究其「越變越厲害」的原因，研究人員發現，其中和受了化療藥物的刺激而轉化不無關係。

癌細胞為生存變得更厲害

黃曉春說，「分子醫學和生化科技研究告訴我們，所有癌細胞的成長、轉變，都是因為身體提供癌細胞『我要變』的訊息；而為什麼要變？是因為要活下去。」為了適應惡劣的生存環境，包括長期的壓力、污染的環境、不均衡或甚至有毒的飲食，癌細胞必須變得更厲害，好生存下去。

她引用密宗的說法，人除了肉身之外，還有看不到但實際存在的能量體──細微身（Subtle body）；而中醫也有「氣脈」之說，而這些都是西醫檢測時看不到的。她認同的癌細胞起源說法是：當氣脈在某處卡住時，該處會慢慢缺氧，附近的細胞就會變化，久而久之，這些細胞就會變成癌細胞。因此，一些養生方法如氣功，或者服用中藥，都是用來幫助人體的氣脈通暢，如此癌細胞存活的環境不佳，就會逐漸凋亡，或者被免疫系統吃掉。

但是，西醫不講這套，反正看到癌細胞的蹤影，抗生素、抗病毒的藥一下全下去，好細胞、壞細胞一起殺死，所以接受這種療法的病人會很痛苦。她自問：「這樣可以達到最終目的嗎？沒有！」如果一個人的環境、體質未做任何改變，阻塞的地方即使暫時打通了，習慣沒改，一切照舊，最後還是阻塞，原來氣脈不通暢的地方依然不通暢。

「病因」依然存在，癌細胞還會回來，甚至以更凶猛的面目回來。

「這就像點一根蠟燭，」黃曉春舉例說，「你添加了一點電療、化療的『油』，它會燒得更旺，但燒得越旺，蠟燭就越快被燒掉。」她說，其實許多癌症病患在接受化療後，壽命是縮短的，而且「有很多病人很快就會復發，復發後再接受化療，效果多半不好。」

對癌症及癌細胞的知識，讓一般的醫生很難說服她接受西醫的傳統治癌方法。

走一條不一樣的路

這段期間，她看了一些和癌症有關的書，在《感謝老天，我得了癌症！》中，看到許達夫醫師罹患大腸癌的過程以及選擇不開刀的決定，帶給她一些觸動。

生命寶貴，不可兒戲。除了學理之外，黃曉春當然也找到支持她的「實證」。她有三個「奇人異士」朋友，其中兩位女性，一個得了卵巢癌，一個得了大腸癌，都是未化療、開刀，腫瘤就消掉了。另一位是男性，三天之內，頸部後側長出七顆瘤，然後在一個禮拜內消掉。這三位朋友的情況和醫院的檢查報告結果說服了她：即使得了癌症，也未必一定得經由開刀、化療、放療等程序才能治癒。

在決定不開刀、不做化療和放療之前，她先調整好自己的心態，準備以自己的宗教信仰和專業學識進行一場自我療癒。接下來，她開始嘗試各種改善體質的活動，包括靜坐、氣功、站樁、

甩手等，或多或少出現了一些效果。例如，她剛練習甩手時，只
能做五分鐘，後來進步到一下子做二十分鐘。她認為，做甩手運
動不為求增強體力，而是要讓「氣」上來，因此能夠呼吸到大量
的氧氣，改變體質。其他如靜坐、氣功都有類似的功效。

　　在這些改變體質的方式中，「誦經」也是一種重要的治療方
式。藉著誦經時的振動頻率，可以改變身心頻率，將紛亂的心做
轉換，換成一種平靜的心情。她說，只要達到那種頻率，身心自
然就可以轉換，甚至脫胎換骨。在醫學上來說，這已經脫離了現
代醫學的範疇，進入了未來醫學中「能量醫學」的領域。

　　她自己就有這種奇妙的經驗。2012年冬天，當她開始唸《藥
師佛本願功德經》到第五天時，突然間，整個人體會到一種奇怪
的變化，心裡產生像是「如巧克力般被融化」的溫暖感覺，然
後整個人忽然輕鬆下來，身子變得柔軟，令她難受的痠痛都不見
了。在此之前，她的情況並不好，因為癌症令她感到虛寒，在冬
日特別難過，其他症狀如痠痛、腹脹等都出來了，腸子的蠕動也
變差，身體十分不舒服。雖然無法具體形容這種感受，也無從解
釋這種變化如何產生，但感覺卻是如此真實，尤其是難受的痠痛
忽然消失、冰冷的雙手變得溫暖的感覺，絕對不可能搞錯。

　　而且，從那時開始，身體的狀況就開始好轉。

　　在前三個月，她連中藥都沒吃，三個月後，經朋友介紹來看
許中華醫師的門診，並以中醫的方式進行治療。針對黃曉春這樣
特別的案例，許醫師一開始也感到好奇，問她：「妳為什麼不去

開刀？」了解後，明白了她的用心。因此，治療時並非採用一般以「扶正」為主，而是從古醫書中找到了「攻」「守」並重的治療方式。

經過一段日子的治療，她的體質有明顯的改善，病情穩定了下來，腫瘤雖然沒有馬上萎縮不見，但也沒有長大蔓延。反而，大約在同時期也得知罹患子宮頸癌的一位朋友，腫瘤卻迅速長大，必須緊急動手術，並進行電療及化療。

生病是體會慈悲的機緣

這場病，讓她想了很多，看開了很多事情，並且做出了許多改變。

對於這場病，她並無怨恨，反而視它為恩典。她說，她曾經向佛菩薩祈求過慈悲與智慧，但她「命太好」，父母是醫生，書讀得好工作又順利，因此，從小到大都不懂得什麼是「慈悲」。所以，她視此病為一場恩典，讓她體會「慈悲」的一次機緣。

對於一個擁有癌症專業知識的專業人士，卻採取如此非主流的治療方式，黃曉春的做法當然不免遭到質疑，包括同樣是醫生的父親也會質問：「妳為什麼不去開刀？」雖然她回答：「我現在吃中藥也吃得很好，情況都受到控制了。」但無法完全說服家人。

除了「治療」之外，她有更深層的目的。

以身相試的企圖

　　身為一名科學家，她想找到一個有效治療癌症的方法，甚至不惜以自身相試。「如果這個方法是成功的，」她說，「我希望把這個方法教給大家。」她發了願，希望自己的方法和心路歷程，可以幫助其他癌友。

　　因此，從發現癌症開始，她始終抱著一種旁觀的態度，觀察自己身體上的變化，並且在生活上做出許多改變。以前，她是不到凌晨一點不會上床睡覺的夜貓族，盡情享受夜晚的時光。有時忙著做實驗，做到凌晨三、四點，甚至通宵熬夜都是常有的事。自從生病之後，她再也不能放縱自己，開始依循《黃帝內經》十二時辰養生法行止坐臥，以保養五臟六腑以及經絡。例如，晚上十一點至凌晨一點，是膽經在值班，此時陰氣最重，養生關鍵就在睡覺保護陽氣，所以應該要熟睡。

　　飲食上，從前肉食一族，也開始吃些具有調節生理機能功效的機能性食品。而心態上的改變更大，以前她要求絕對的優秀、強勢，現在反過來了，去感受別人的感受更重要，「心變得柔軟了」。

　　對生活的欲求也改變了。以前住天母，現在搬到三重居住。以前剪頭髮，非價昂的名店不入，剪髮加上頭皮保養，沒有五千元的消費，她都會不好意思，而現在一百二十元就打發了。

　　人生的價值觀改變了，生涯規劃也不一樣了。以前一直很享

受工作帶來的一切，但生命的侷限性令她重新思考：「這一生，我真正想要做的是什麼事情？」因此，目前雖是留職停薪，但她並不打算治好病再回藥廠工作，反而想要從事「比較沒那麼世俗」的工作。

她說：「我想幫助和我一樣受到病苦的人。」而這是她想做的事情，也是她正在做的事情。

作者按：黃曉春女士因為腫瘤突然長大，為了安全及避免腸道阻塞，於是決定接受醫生建議，接受腫瘤外科切除手術，於2013年5月29日入院開刀，手術順利，復原情況良好。她打算以原來的想法進行術後的調養和治療。

許醫師解析：

黃曉春的身體本來有許多不平衡、失調，並有許多症狀；從中醫的角度來看，她的腫瘤雖然還在，但「證」卻消失了。她的舌苔本來厚、熱，現在沒有了；她的脈變得有力，氣色也好了。簡單說，她整個人有「氣」。

她主見很強，高學歷，又懂得癌症，沒有人可以改變她對癌症的看法；好處是她對癌症的知識很豐富，而且有信心。除了藥物之外，她還透過宗教的悲心、愛心，以意念來進行自我的治療，制約癌細胞。這些已經屬於形而上的靈性領域，但她深信不

疑，並且身體力行。

　　雖然從「證」改善的觀點來看，她的治療是成功的；若從心靈面來講，她得到安定，沒有恐懼。她的身心靈都健康，我必須說，這很了不起，而我也從她的例子學到很多。對於她的任何決定，抱著尊重的態度，雖然會提出我的建議，但基本上尊重她的決定。

　　她很特別。但是，她的例子卻不見得適用所有癌友，因為她有豐富的專業知識為基礎，而一般人的主見常是錯誤的，或遭到邪見的導引，照著做可能會有危險。

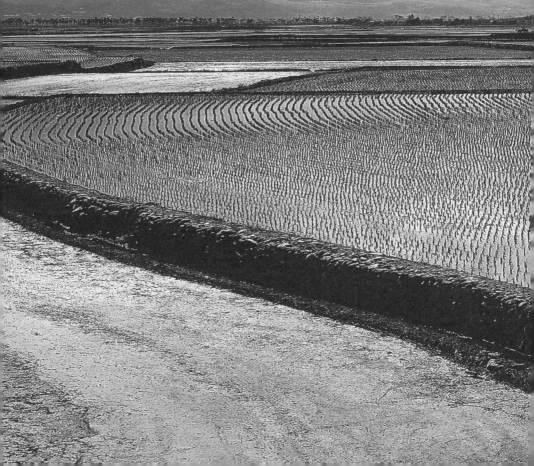

PART 5

癌友怎麼吃？

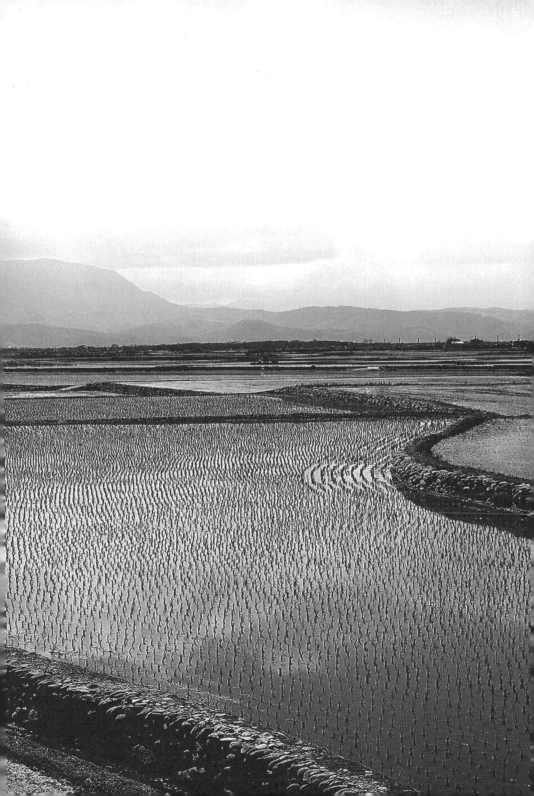

「民以食為天」，吃飯問題永遠是最重要的，不管是誰都一樣，畢竟這是一天三次可以讓自己更健康的機會。而對於癌友們來說，如何攝取均衡、自然、營養的飲食，補充身體的元氣，更成為生活的重心。

但在食品污染問題層出不窮的今天，不管是大餐廳或小吃攤，吃個飯像在冒險，不知道會吃下什麼可能有害人體的二手油、毒澱粉、農藥菜……那吃個快餐、喝杯飲料吧？一樣可能吃到以毒澱粉製成的粉圓或充滿大腸桿菌的生水……甚至看不出用什麼部位的肉做成的漢堡、雞塊……。

對一般人而言，這樣的風險程度不算高，可能只屬於「輕微」級：不過是吃了一些「不健康」的食物而已！但是，對於癌友們相對脆弱的健康和防疫系統而言，風險程度絕對是會高得多。

「癌友要怎麼吃呢？」這是一個令人為難的問題。

坊間或網路上那些推薦、介紹、建議癌症病人該怎麼吃？或癌症病人該攝取何種食物或服用何類營養補充品的書籍及文章可謂車載斗量，這些來自官方、私人、道聽塗說的資訊，動輒洋洋灑灑一大篇，讓人看了都頭痛，更不要說去親自下廚料

理了。

　　我們無意去批判誰的食譜比較健康或比較有效，但總覺得大部分癌症食譜都很複雜、很麻煩，做起來可得花一番功夫。我們很懷疑一個接受了癌症手術或化療、放療、正在調養身體的癌友會有精神和體力按照這些食譜為自己燉煮，而不會產生「惡雜」的感覺？

　　我們一向認為，「惡雜」的感覺是癌友們，尤其是新手癌友必須極力避免的東西。

　　基於此，我們不揣淺陋，匯合眾人意見，提出一些簡單的飲食原則和三十道簡化到了極點，但味道可口又方便的丁丁湯組合，提供癌友們參考。

　　如果覺得不麻煩，想試試看，其實非常簡單，即使料理新手都可以應付裕如！

第二十五章

癌友的飲食之道

　　臨床上，常看到一些出人意料的情形。譬如癌症病人的家屬或朋友，包括父母、兒女，燉煮了山珍海味、各種大補湯給病人吃，但病人根本吃不下，這些食物就堆在病床旁的桌上。

　　其實，所有進行過化療的癌友都有這樣的經驗：化療藥和標靶藥造成的第一個影響就在腸胃；很難過、吃什麼都吃不下，反而是一些清粥或清湯，比較好入口，喝下去比較舒服。

　　當開完刀後，經過了一個晚上，其實他們只想吃些清淡的食物，例如，一碗或溫或涼的清湯。不是他們不想享用美食，而是動過手術的傷口或化療、放療造成的副作用，讓他們根本無福消受。

營養是補到誰？

　　西醫一向主張癌症病人病後要吃高蛋白，甚至濃縮的營養品，以增加體力、營養和抵抗力。因此病人家屬花了很多錢買來食材，再細心燉煮給病人，但病人卻往往吃不下。

　　癌友因胃口不好，吃不下高蛋白質的食物是一回事，而我關心的則是另一個問題：這麼營養的東西，到最後是補到了誰？

我們在種田時，「施肥」是很重要的一環，決定了稻子收穫的多寡。但何時要施肥很重要，有經驗的農人都知道，必須先將雜草除盡再施肥。如果雜草未除盡就施肥，誰受益最大？當然是「春風吹又生」的雜草。

同樣地，補品落到癌友肚子裡，誰吃得快？當然是癌細胞吃得快。癌細胞要進化，成長要快，就像發育中的孩子，吸收營養比一般的細胞還快。它就像雜草一樣，吸收營養比稻子快。

癌友在此面臨一個兩難局面：吃營養的高蛋白食物，可能反而成了資敵的養料；不吃，又怕體力不夠應付難纏的癌細胞。

因此，癌友要有選擇性的吃，吃雜草或癌細胞比較不喜歡吃但其實能帶來養分的食物。我個人覺得，素食就有這個功效。癌細胞也會吸收素食的營養，但成長的速度不會那麼快。

有很多年紀大的老人家得了癌症，腫瘤很大，但卻不會很快成長。因為老人家一般沒有吃牛肉等高蛋白質食物的習慣，他們本來的食量就很小，雖然沒有怎麼補到身體，但對癌細胞的殺傷力更大。

飲食的兩大原則：原味和清淡

飲食均衡、營養，才能恢復元氣，增強對各種治療的接受能力，健全體內的免疫系統，延緩其他併發症的發生。

患者應視自己為正常人，不刻意多吃或少吃某種食物，只要是天然、新鮮、沒有發霉、未經加工的食品，都可以食用。

　　我個人覺得癌友的飲食有兩大原則：一是吃原味食物。不論是肉類或蔬菜水果，盡量吃「本來面目」的食物，少吃經過人工加工的食品。舉例來說，吃雞腿就比吃雞塊安全，因為你不知道以碎肉製造的雞塊，在過程中添加了多少東西。全世界的速食業龍頭，都曾爆出使用劣質牛肉渣製作漢堡的醜聞，標竿企業尚且如此不顧企業道德和形象，我們對其他的速食要如何放心？

　　在此情形下，當然是吃接近原來面目的食物比較保險。例如蔬菜、水果最好吃自然生長的，如是有機食品當然更保險。但在素菜中佔相當大分量的豆類加工品，如果直接吃豆腐、豆漿等只經過初級加工的豆類製品，要比在製造過程中，不知道加了什麼東西的素雞、素肉、素魚，甚至魚豆腐、百頁豆腐等要安全一些。而精緻的白米、白麵，比起糙米，當然離「原味」遠一些。

　　吃「原味」還包括不吃基改作物及以其為原料的加工品。基因類農作物被「先進」國家吹棒上了天，種種好處說得哇啦哇啦，但其後極可能會產生的「流毒」，已經讓全世界精明的消費者及消保團體如臨大敵，戒慎恐懼。

　　很多人並不排斥基因農作物及其加工品，超市、便利商店、量販店、雜貨店中充斥著基因食物加工品。我建議癌友盡量不要食用這類食品。

　　因為，如果讓我選擇，絕對不會把這些「高科技產品」吞進肚子裡，尤其是身體裡還潛伏著蠢蠢欲動的癌細胞時，誰知道它們會撞擊出什麼樣的「火花」？

　　至於那些加了許多人工添加物的臘味、醃漬物、燒烤、油炸及加了眾多人工甘味、人工香精、人工色素及一堆化學物的食品，我想所有的癌友都知道該怎麼做，毋須贅言。

　　第二個原則就是：要吃清淡的食物。一些西醫會在癌症病人做化療時，建議他們多吃蛋白質或紅肉，以獲得足夠的蛋白質。但我覺得那個時機並不適合人補特補。當然如果癌友胃口好，什麼都能下肚，那是最理想的狀況，但這種情形並不多見，大部分的癌症病人在手術、化療、放療後都沒什麼胃口，反而是清淡的食物較受歡迎。

主動吃素，被動吃葷

　　當然，我們很高興看到，許多癌友在生病之後，開始反省自己的生活習慣和觀念，開始嘗試做出改變，例如喜歡熬夜的乖乖的按時間上床睡覺了，而許多「肉食動物」也轉而開始嘗試吃素了。

　　對於這些為數越來越多的朋友，我的建議是：主動吃素，被動吃葷。我自己也一向奉行此一原則。

　　主動吃素，不是讓你大快朵頤，大吃一些經過加工，以「幾可亂真」為標榜的素肉、素雞、素魚、素丸等「素食」，這些多數由轉基因食品為原料所製造的加工食品，而是盡可能去吃最接近原味的蔬菜、水果。當然，農藥殘留問題也不能掉以輕心。

　　另外，許多人鼓勵癌友生食蔬菜等農產品，包括沙拉或打成

蔬菜汁。站在中醫師的立場，我並不太認同這種作法，因為很多癌症病人經歷過治療後，腸胃很弱，若直接攝取「生鮮」蔬菜，如果過量，也會產生問題。

依我的看法，還是傳統一點，煮一煮或炒一下，比較保險。

至於「被動吃葷」，則是因應社會環境的一種權宜之計。雖然素食人口越來越多，但在社會中行走，難免碰到有人思慮不周，只準備了滿桌葷菜或排骨、雞腿便當的時候，這時若要求人家尊重你的素食習慣，未免小題大作、不合時宜。碰到這種情況，可看看滿桌的葷菜或便當，有什麼符合「原味、清淡」兩大原則的葷菜或「肉邊菜」，也是不錯的選擇。

如果還是吃不飽或不過癮，借用癌友蔡維國的一句話：「沒關係！慢慢吃，不要緊張，我們配合大家時間，待出去時再喝喝牛奶，補充營養。」

如此豁達，正是新手癌友可以學習的地方。

第二十六章
一天三次讓自己更健康

每個人，每一天，至少都有三次讓自己改善健康的機會。

創意丁丁湯

「丁丁湯」是擅長多國料理及飲食之道的G君，靈機一動，在無任何前例參考的情況下，因應時代須求，在求「至簡」的原則下，不斷思考、試作、嚐味，創造了三十道丁丁湯的組合，並在許中華醫師及營養師王儷餘的檢驗之下，肯定其對於癌症病友的正面功效。

這三十道丁丁湯，作法只有一種，而且極其簡單，大概會燒開水的人就會做。想想看，學一而得三十，CP值可高的不得了！

丁丁湯不僅簡單、易學，而且很方便，不同溫度都一樣好喝，而且風味不同，味道都很好。因此，癌友可以煮成一鍋，若不急著喝，可以放溫或放涼了再喝。

最重要的是，在經過多次試喝下，我可以很負責的說：「丁丁湯很好喝！」它的組合所產生的奇妙味道，有時真令人大開眼界。

對於兩種蔬菜的組合，能產生何種美味抱持懷疑態度的人，不妨挑戰看看。

丁丁湯的作法：

1. 把喜歡的菜切丁（不限大小，也不用堅持正方小丁，隨意無妨，適口就好）。

2. 把菜放入鍋中，加水，蓋過菜；鍋蓋不要蓋滿，蓋七、八分就好；開中火，煮至滾，轉至小火，煮到喜歡的熟度。（鍋蓋上集的水要丟掉）

3. 起鍋前，加入一至三湯匙的橄欖油、適量的鹽。

4. 大功告成，好好享受。

準備時注意事項：

1. 新鮮煮，新鮮喝，放涼了喝也很適合。

2. 選用當季、無農藥、非基改的菜，如對農藥殘留有疑慮，用流動的水沖洗乾淨，再用溫水（攝氏42°至45°，就像較燙的洗澡水溫）沖過一遍再切丁。

3. 菜切好，加水，放下去，不要爆香。

4. 有皮的蘋果、白蘿蔔、紅蘿蔔、蓮藕、甜菜頭、馬鈴薯、番薯等要先削皮，如有芽眼，要挖乾淨。皮不是不好，但大家常分不清自然耕種和有機耕種，為了避免污染，削掉比較保險。蘋果進口的多，常有保護蠟，削皮為宜。

5. 穀物類如紅豆、綠豆、薏仁等，要先用電鍋煮。一杯豆子兩杯水，外鍋一杯水，煮熟，開關跳起來，稍待片刻，再按一下，可按三次。記得再悶一下。（記得蒸氣不要滴回鍋子，這點很重要。）

丁丁湯組合：

編號	食材	性	味	功　效
1.	白蘿蔔	平	甘	健胃消食、順氣化痰、消積滯、化痰熱、下氣貫中、解毒散瘀、止渴補虛
	乾香菇	平	甘	補氣健身、益脾養胃、和血化痰、降低血糖、提高機體免疫功能
2.	蕃茄	平微涼	甘、酸	生津止渴、健胃消食、清熱解毒、涼血
	玉米	平	甘	調中健胃、利尿、消腫、祛濕、利水
3.	馬鈴薯	平	甘	健脾益氣，調中和胃。
	蒜苗	微溫	苦、辛	理氣、寬胸、祛寒、散腫痛、殺毒氣、健脾胃、補虛調中
4.	紅鳳菜	平	辛、甘	涼血止血、清熱解毒，消腫止痛
	瓠瓜	平	甘、淡	清熱、利水、通淋、去毒
5.	空心菜	平微涼	甘	清熱涼血、解毒利尿、潤腸通便、療瘡
	蒜苗	微溫	苦、辛	理氣，寬胸，散結，補虛調中。
6.	洋蔥	微溫	甘、微辛	開胃消食、理氣寬中、潤肺化痰、利尿、解毒殺蟲、療瘡消腫
	蘋果	平	甘、微酸	健脾、開胃、潤肺、止咳、生津止渴、收斂止瀉、除煩解暑、益智安神、消除疲勞、補血
7.	高麗菜	平	甘	補腎壯腰、健腦填髓、補脾健胃
	甜菜頭	平微涼	甘	健胃消食、止咳化痰、順氣利尿、消熱解毒、補益生津
8.	高麗菜	平	甘	補腎壯腰、健腦填髓、補脾健胃
	蕃茄	平微涼	甘、酸	生津止渴、健胃消食、清熱解毒、涼血

編號	食材	性	味	功　效
9.	紅蘿蔔	微溫	甘、辛	補中行氣、健脾消食、利腸道、養肝明目、清熱解毒、下氣止咳。
	蒜頭	微溫	辛、甘	行氣溫胃消積、排蟲解毒、消炎殺菌止瀉、利尿、降壓止血
10.	白花椰菜	平	甘	補骨髓、潤五臟六腑、益心力、壯筋骨
	南瓜	微溫	甘	補中益氣、消炎止痛、解毒化痰、潤肺止咳
11.	青花椰菜	平	甘	清熱解毒、健脾消食、顧肝強腎
	青豆	平	味	益氣和中、利濕解毒
12.	大白菜	平	甘	益胃生津，清熱除煩、利大小便、利腸道、消時下氣
	乾香菇	平	甘	補氣健身、益脾養胃、和血化痰、降低血糖、提高機體免疫功能
13.	秋葵	平微涼	甘、滑	利咽、通淋、緩毒、養胃和中
	玉米	平	甘	調中健胃，利尿、消腫、袪濕、利水
14.	香菜	微溫	辛	發汗透毒、芳香健胃、增進食慾、醒胃爽口、消食下氣、驅風散毒
	海帶芽	微涼	甘、微苦鹹	軟堅化痰、利水瀉熱、鎮咳平喘
15.	青江菜	平	甘	養胃生津、除煩解渴、通利腸胃、消食下氣、清熱解毒
	苦瓜	平微涼	苦	清暑滌熱、明目解毒、保肝清熱
16.	菠菜	平微涼	甘	潤燥滑腸、清熱除煩、生津止渴、養肝明目
	番薯	平	甘	補中暖胃、和血益氣、健脾強腎、養心神、消瘡腫

編號	食材	性	味	功　效
17.	綠豆	平微涼	甘	清熱解毒、消暑生津、利尿消腫、明目降壓
	小米	平微涼	甘	健脾養胃、補腎利尿、除煩熱
18.	白蘿蔔	平	甘	健胃消食，順氣化痰、消積滯、化痰熱、下氣貫中、解毒散癰、止渴補虛
	糙米（白米）	平	辛、苦	平胃氣、溫中益氣、止煩、止痢、堅筋骨
19.	蘋果	平	甘、微酸	健脾、開胃、潤肺、止咳、生津止渴、收斂止瀉、除煩解暑、益智安神、消除疲勞、補血
	蘆筍	平微涼	甘	健脾益氣、滋陰潤燥、生津解渴、化痰止咳、解毒
20.	木耳	平	甘	滋陰潤肺、清熱、涼血、滋陰養胃、潤燥和中、緩毒排毒
	絲瓜	平微涼	甘	濕熱解毒、通經絡、消腫脹、化痰
21.	糙薏仁（薏仁）	平涼	甘、淡	健脾益胃、利水除濕、緩和拘攣、清肺熱
	牛蒡	平微涼	苦	疏風散熱、解毒消腫、清熱固腎
22.	山藥	平	甘	益氣補脾、固腎益精、潤肺化痰
	大蒜	微溫	辛	溫中健胃、消食理氣、解毒排毒
23.	金針菇	平	甘	強化內臟、調整機體、促進食慾、滋補強壯
	小芥菜	平	甘	活血化瘀、解毒消腫、寬腸通便
24.	大燕麥	平	甘	健脾益氣、補虛止汗、養胃潤腸
	荸薺	平微涼	甘	清熱生津、開胃消食、潤燥化痰、清音明目、利尿、降血壓

編號	食材	性	味	功　　效
25.	黃豆芽	平微涼	甘	清熱利濕、消腫除痺、健脾利水、保肝排毒
	冬瓜	平微涼	甘	利尿消腫、清熱解毒、止咳化痰、解魚蟹毒
26.	白蘿蔔	平	甘	健胃消食、順氣化痰、消積滯、化痰熱、下氣貫中、解毒散瘀、止渴補虛
	番茄	平微涼	甘、酸	生津止渴、健胃消食、清熱解毒、涼血
27.	莧菜	微涼	甘	清熱明目、止痢、解毒、涼血、去濕、利大小便、收斂止瀉、補氣、清熱
	小紅豆	平	甘、酸	消熱解毒、利水消腫、健脾止瀉
28.	蓮藕	溫	甘	補心生血、健脾開胃、滋養強壯
	杏鮑菇	平	甘	理氣化痰、健腸胃、益氣、殺蟲、美容
29.	佛手瓜	平微溫	甘	健脾開胃、疏肝理氣、和中止痛、化痰止咳
	蓮子 新鮮蓮子不需預煮	平	甘、澀	養心、益腎、補脾、澀腸
30.	企瓜仔 大黃瓜去皮去籽	微涼	甘	清熱、解渴、除煩、利尿、消腫
	菱角	平	甘	益氣健脾、強腰膝、抗衰防老、行水

內容：G君、許中華、王儷餘　製表：王儷餘

自己還可以「努力」的部分：

　　一天有三次讓自己更健康的機會，除這三十道丁丁湯外，你還可以加強，做得更好：

1.許多人對於如何選擇高品質的食物有其獨到心得，請盡量用你最好的知識把關，取得高品質的食物。

2.不要執迷於「越貴越好」的迷思。

3.原則上，當季的蔬菜是最好的；不僅品質最佳，而且在價格上也是最好。如果覺得蔬菜太貴，盡量選擇平價、便宜的組合。

4.不要破費，更不要浪費。

5.吃得香一點！

丁丁湯吃得香一點，一天三次可以更健康，這才最重要！

後記

　　生命的長短，我們無法左右；但生活的品質，我們應該努力過得好。

　　這本書是為新手癌友以及所有亞健康狀態的人士所寫，希望能夠在他們覺得慌亂、無助、恐懼時，提供一些方向，一些幫助，一些竅門，以及一些提醒。

　　但這本書其實也在講人看待生命的心態。

　　為什麼？人慣常將自己置於「生、老、病、死」的模式中，因此在「死」之前，我們幾乎一直都在不斷累積財物或心目中會讓自己在「退休後」、「往生前」快樂過日子的資本，反而忽略了當下就有能力讓自己的生命豐富點、生活精彩些。因此許多人在死亡前都有或多或少的遺憾。因為，他或她還來不及安排。

　　這不是能力或意願的問題，而是心態的問題。

　　而當你離死亡非常近時，從「死」往「生」的方向去看，可以看到你能夠把握的生命以及生活。

　　如果你能夠豁達一些，看到的生命會有所不同。

　　如果你滿心恐懼，希望在你看完這本書後，能夠變得豁達一點。至少，能夠過得好　點。

　　畢竟，生命中沒有什麼東西好到需要你去執著。

國家圖書館出版品預行編目資料

新手癌友：平民小資療法 / 許中華，劉永毅著. --
初版. -- 臺北市：大塊文化，2013.10
　　面；　　公分. --（care ; 28）

ISBN 978-986-213-466-5（平裝）

1.癌症　　2.中醫治療學

413.37　　　　　　　　　　　102018805

CARE

Good Care ,
Good Living

CARE
Good Care ,
Good Living

CARE

Good Care ,
Good Living

CARE
Good Care ,
Good Living